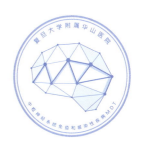

中枢神经系统免疫和
感染性疾病多学科诊疗
病例精粹

Central Nervous System
Immune and Infectious Diseases MDT Pearls

主编 陈向军 俞 海

復旦大學出版社

编 委 会

主　　编　陈向军　俞　海

编写人员（按音序排列）

蔡圣咏	复旦大学附属华山医院神经外科
曹　荧	复旦大学附属华山医院护理部
陈向军	复旦大学附属华山医院神经内科
高　岩	复旦大学附属华山医院感染科
耿玉荣	石河子大学第一附属医院
龚思引	重庆医科大学附属第二医院神经内科
霍雪静	河南省人民医院神经内科
李婵娟	复旦大学附属华山医院放射科
李　丹	河南省人民医院神经内科
李嘉桐	复旦大学附属华山医院神经内科
李　敏	胜利油田中心医院神经内科
刘含秋	复旦大学附属华山医院放射科
刘　宽	复旦大学附属华山医院神经内科
刘心雨	复旦大学附属华山医院神经内科
刘　颖	复旦大学基础医学院病理系
刘袁媛	复旦大学附属华山医院感染科
孟　祺	河南省人民医院神经内科
任　彦	复旦大学附属华山医院放射科
邵凌云	复旦大学附属华山医院感染科
邵文君	河南省人民医院神经内科
盛天扬	复旦大学附属华山医院神经内科
田　觅	复旦大学附属华山医院危重病科
王　姣	江苏省张家港市第一人民医院影像科
王靖国	复旦大学附属华山医院神经内科
王　玉	复旦大学附属华山医院护理部

韦一枝　广西壮族自治区柳州市人民医院神经内科
徐　岚　复旦大学附属华山医院神经内科
徐　燕　复旦大学附属华山医院护理部
杨文波　复旦大学附属华山医院神经内科
杨亚萍　河北医科大学第二医院鹿泉院区神经内科
俞　海　复旦大学附属华山医院神经内科
庄冬晓　复旦大学附属华山医院神经外科
赵梦秋　复旦大学附属华山医院神经内科

秘　书

金　晶　复旦大学附属华山医院神经免疫室
刘小妮　复旦大学附属华山医院神经免疫室

前言

点亮迷雾，照亮未来

患者在门诊经常会问："医生你见过我这病吗？""医生我的病能治好吗？"我相信各位同道一定会很自信地给患者肯定的回答。但如果遇到的是列入或即将列入国家罕见病目录的疾病，如视神经脊髓炎、发病率为百万分之几的原发性中枢神经系统血管炎呢？研究数据表明，结核性脑膜炎发病第15天开始治疗的死亡率超过50%，是发病第5天治疗的死亡率的8.5倍。单纯疱疹性脑炎未经规范治疗时死亡率可高达50%。对于这些亟需早期诊断和治疗的疾病，医者的回答是否依然有信心呢？

中枢神经系统是人体最复杂、最精密的器官系统，承担着感知、运动、思维、情感等至关重要的功能，当遭遇免疫系统异常攻击的"叛变"或病原体侵袭时，患者常会陷入难以言喻的痛苦和危机。中枢神经系统免疫与感染性疾病如同潜伏在人体深处的迷雾，让患者和医者都倍感迷茫。这些疾病的病因复杂，诊断困难，治疗挑战巨大，常常令医患双方陷入焦虑与无助，更给社会带来了沉重的经济负担。这些疾病的病因涉及自身免疫反应、感染、遗传、环境等多方面因素，很难通过单一的指标或检查确诊，导致许多患者辗转多家医院，耗费大量时间和精力。

正因为如此，中枢神经系统免疫与感染性疾病的治疗方案非常重要，若方向发生偏差，治疗可能南辕北辙，最终导致错失最佳治疗时机。如何精准地进行个体化治疗，成为临床医生面临的巨大挑战。

从医生的角度看，神经系统的特殊性诊断依赖影像学，易受"异病同像"干扰,诊断困难;危重症患者比例高,延误治疗后果严重;患者常辗转于多个临床科室之间,效率低下;这些疾病相当一部分属于罕见病,在主诊医生经验不足、患者对于此类疾病认识不够等情况下,疾病诊断就需要由具有一定临床经验的多学科团队(multi-disciplinary treatment,MDT)进行。为了更好地解决这一临床难题,2016年11月,复旦大学附属华山医院中枢神经系统免疫与感染性疾病MDT应运而生,犹如一盏明灯,为破解难题指明了方向。

本MDT的特色是优势学科强强联合,在全国专科声誉排行榜中,复旦大学附属华山医院感染科、神经内科、神经外科、放射科都名列前茅,还有其他一些特色专科加盟,所有专家都是来自各科室的骨干和精英。自MDT组建以来,服务患者以华东地区,尤其是长三角为中心,涵盖全国23个省、市;2016—2024年累计诊治患者超过1200例,涵盖神经系统感染性疾病、免疫性疾病、肿瘤性疾病近40种,其中超过50%为罕见病。患者和同行满意度超过90%。

经过数年磨砺,本MDT逐渐形成了以下特色:①多学科高度协作,集思广益。本MDT由神经内科、神经免疫科、感染科、肿瘤科、风湿免疫科、检验科、影像科等多个学科的专家组成。不同学科的专家在各司其职的同时紧密合作,共同探讨疑难病例,分享临床经验,互相启发,共同寻求最佳的治疗方案。②规范诊疗流程,精益求精。MDT制订了规范的诊疗流程,将患者的诊疗过程划分为多个部分,各部分都由相应的专家负责,确保诊疗过程的严谨性和科学性。同时,团队也积极引进先进的诊疗技术和设备,不断提高诊疗水平。③坚持以患者为中心,提供优质服务。MDT始终坚持以患者为中心的理念,积极与患者沟通,耐心解答患者的疑问,提供优质的诊疗服务。团队还建立了完善的患者随访体系,定期跟踪患者的治疗效果,及时调整治疗方案,确保患者获得最佳的疗效。

本MDT的努力也得到了肯定:在2020年"进一步改善医疗服务行动计划"全国医院擂台赛中荣获推广多学科诊疗服务铜奖案例;在2022年《中国医学论坛报》壹生平台病例展示活动中获得"星火计划·2021最佳临床实践"奖及"优秀病例";被评为2022年复旦大学上海医学院"研究型医院多学科诊疗MDT示范项目";获得2022年神经感染免疫临床病例实战全国优秀案例汇报"新声奖";2023年荣膺第七季中国医院管理奖学科管理主题"区域优秀奖"。

多年来,本MDT始终秉持着严谨的科学态度和精益求精的专业精神,不断探索学习,积累了丰富的临床经验和宝贵的诊疗数据,其中部分典型病例更是意义非凡,可以作为引导临床医生学习的珍贵材料。我们对这几年来MDT诊疗工作进行了总结和提炼,将18个典型病例纳入本书,涵盖神经免疫性疾病、肿瘤性疾病、感染性疾病及代谢性疾病等,每个病例都经过了MDT的反复讨论和验证,具有极高的临床价值和参考意义。本书收集的宝贵临床案例,展现了MDT诊疗模式在实际应用中的优势和效果,可为临床医生提供参考,帮助他们更好地理解和诊治中枢神经系统免疫与感染性疾病。书中案例分析深入浅出,详细阐述了疾病的诊断、鉴别诊断、治疗方案的选择和预后评估等关键环节,能够帮助医生提升对疾病的认识和诊疗水平。本书不仅是对MDT多年来成果的展示,更是一份宝贵的临床经验传承。此外,每个案例后都附有一条临床诊治原则,例如"斑马原则""病程图原则""年龄性别原则"等,是MDT多年临床实践的智慧结晶,可为一线临床医生提供宝贵的经验借鉴。

相信本书将成为更多医生的学习资料和临床参考,帮助他们更好地理解和治疗中枢神经系统免疫与感染性疾病,为更多患者带来福音。同时,我们也希望本书能够激发更多医生对多学科诊疗模式的思考和探索,促进学科之间的交流与合作,共同推动神经系统疾病诊疗水平的不断提升,让更多的患者摆脱病痛,重获健康。

未来,华山医院中枢神经系统免疫与感染性疾病MDT将继续秉持"精益求精,服务患者"的理念,不断创新诊疗方法,积极开展科研工作,为患者做出更大的贡献,让这个MDT成为患者看病"没得替"的选择。

致敬所有为患者健康不懈努力的医生。

致敬华山医院中枢神经系统免疫与感染性疾病MDT。

愿这盏明灯,照亮未来。

复旦大学附属华山医院神经内科 陈向军

2024年7月8日

CONTENTS
目 录

病例一	PD-1抑制剂相关脑脊髓炎	001
病例二	大脑中解不开的"结"	011
病例三	癫痫：怎么"肥"事	020
病例四	不简单的脱髓鞘病变	035
病例五	一例"凶险"的脱髓鞘病变	048
病例六	诊断视神经脊髓炎谱系疾病的"拼图"	058
病例七	当"意识不清"与"视力下降"相遇	073
病例八	进行性加重的认知损害：是脑炎吗	085
病例九	"冰火两重天"	095
病例十	一例发癫痫的"大"女孩	103
病例十一	小脑多发病灶的结核性脑膜脑炎	112
病例十二	反应迟钝的中年患者	121
病例十三	消失的脑干"占位"	130
病例十四	让医生"头痛"的头痛病例	139

病例十五 一例糖皮质激素无效的脑白质病 ······ 151

病例十六 潜伏在鱼缸里的"杀手"——中枢神经系统真菌感染 ····· 165

病例十七 "一元论"还是"二元论":一例肺部伴脑部病灶患者带来的思考 ····· 172

病例十八 年轻的她为何面部和肢体发麻 ····· 183

病例一
PD－1抑制剂相关脑脊髓炎

关键词：黑色素瘤，PD－1抑制剂，脑脊髓炎

1. 病例介绍

患者，女性，63岁，因"黑色素瘤治疗后9个月，四肢无力伴小便障碍6个月余"入院。患者2023年7月31日因"发现枕部头皮肿块伴局部破溃4个月"在当地医院行皮肤病损根治性切除术。术后病理：恶性黑色素瘤。2023年8月就诊复旦大学附属肿瘤医院行病理切片会诊：恶性黑色素瘤，BRAF－Red（＋）。2023年8月14日全身FDG－PET/CT：大脑顶部头皮黑色素瘤术后，局部皮肤稍增厚，FDG代谢稍增高，请结合切缘病理；右侧腋窝稍大淋巴结，FDG代谢增高；脑脊髓未见明显异常，余全身未见明确肿瘤征象。2023年8月23日全身麻醉下行"枕顶部皮肤恶性肿瘤切除术＋右腋窝前哨淋巴结活检术＋皮瓣修整术"，术后病理未见异常。2023年9月15日开始予普特利单克隆抗体（简称单抗）免疫治疗，第2次治疗前后约10月中下旬开始自觉四肢乏力伴食欲差，排尿稍有困难，不能做农活，但不影响日常生活，第3次治疗后检查发现甲状腺功能减退，考虑免疫抑制剂相关，予停免疫治疗并使用优甲乐对症后无力症状未见好转并逐渐加重。2024年1月左侧肢体无力较右侧更明显，伴左侧手足麻木、瘙痒。2024年3月2日当地医院行头颅MR增强，见延髓增粗伴异常信号伴中度不均匀强化（图1-1），考虑为感染性病变，未予诊治。之后排尿困难加重伴尿频，肢体无力加重，伴左侧肩颈部紧绷感。2024年4月5日送检血脱髓鞘抗体

4项和副肿瘤综合征抗体14项检测均阴性。2024年4月8日江苏省人民医院行全身FDG-PET/CT:左侧枕部皮肤黑色素瘤术后改变,术区显影未见异常;延髓形态饱满,密度稍欠均匀,FDG代谢条形增高,代谢尚均匀;上段颈髓FDG高密度小片影,FDG代谢未见增高,首先考虑感染性改变;余全身未见明确肿瘤征象。2024年4月12日当地医院行头颈部MR增强:延髓、C1~3水平脊髓异常信号(图1-2),头MRA无殊,考虑中枢神经系统感染可能,黑色素瘤颅内转移不除外,予更昔洛韦、头孢他啶抗感染治疗后未见好转。并出现嗜睡,多说几句话即自觉乏力伴胸闷不适。病来无发热、无头痛、无恶心呕吐、无视物模糊、无头晕、无言语含糊、无饮水呛咳、无认知障碍,大便可,食欲缺乏,体重下降约5 kg。

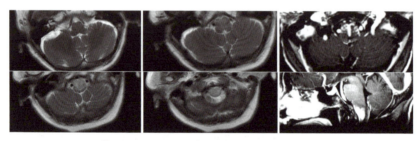

图1-1 2024年3月2日头颅MR增强

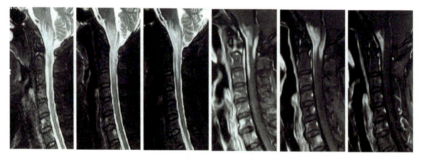

图1-2 2024年4月12日颈髓MR增强

既往高血压病史,已婚,育有1子1女,父亲87岁出现眼周结节破溃伴不愈合,89岁因进食困难当地医院诊断食管癌后去世,未予详细诊治。

2. 体格检查

嗜睡,顶枕部可见术后瘢痕,右侧局部可见未脱落黑痂,左侧手掌、足掌皮

病例一
PD-1 抑制剂相关脑脊髓炎

肤脱屑伴抓痕,平卧起身困难,坐位不稳,尚可缓慢独立行走,抬头肌力4级,左肢肌力3级,右肢肌力4级,四肢腱反射(+++),双侧掌颌反射(+),双侧霍夫曼征(Hoffmann sign)(+),双侧巴氏征(+),余颅神经、感觉、脑膜刺激征查体未见异常,共济查体欠合作。

3. 辅助检查

血 GM 试验 0.807(后复查为正常),血常规、生化、心肌标志物、甲状腺功能检查、维生素 B_{12}、风湿和免疫相关抗体、肿瘤标志物、红细胞沉降率(erythrocyte sedimentation rate,ESR)、C 反应蛋白(C-reactive protein,CRP)、细胞因子 12 项、术前 4 项、G 试验、GM 试验、T-SPOT 未见明显异常。

血气分析:PaO_2 11 kPa,Lac 2.34 mmol/L,pH,$PaCO_2$ 等无殊。

尿常规:浑浊,上皮细胞 34/μL,白细胞 1 187/μL,白细胞酯酶(+++),酵母(+)。

手足皮屑真菌荧光染色和培养阴性。

入院前血脱髓鞘抗体 4 项和副肿瘤综合征抗体 14 项均阴性。

腰椎穿刺脑脊液蛋白 0.768 g/L,余常规、生化、细胞学、寡克隆区带(oligoclonal band,OCB)、细胞因子、病原学(真菌、细菌和结核染色和培养)未见明显异常,外送脑脊液脱髓鞘抗体 4 项、病原微生物 mNGS 均阴性。

EMG+MCV+NCV+上下肢 SEP+BAEP+VEP:①左侧正中神经腕部损害,腕管综合征(carpal tunnel syndrome,CTS)可考虑;②左侧上下肢体感觉通路损害考虑。

心电图、脑电图、残余尿 B 超阴性。

4. 诊断要点及鉴别诊断

患者四肢瘫、病理征阳性、反射活跃定位在双侧颈膨大以上椎体束;左肩颈部的节段性感觉异常定位在高颈段脊髓后角或后根;嗜睡须要除外代谢性因素,可定位在脑干网状上行激活系统或双侧丘脑或广泛皮层;小便障碍定位于骶髓以上,综合定位:高颈段脊髓及以上。定性诊断,患者老年女性,亚急性起病,慢性渐进性病程,PD-1 抑制剂使用中起病,抗感染治疗无效;影像学:延髓、C3 以上颈髓受累,肿胀伴不均匀强化,全身 FDG - PET/CT 提示感染性病变可能,未见明确肿瘤征象;影像学病灶大于症状,定性诊断需要考虑肿瘤、炎症和感染。鉴别诊断:恶性黑色素瘤转移、副肿瘤综合征、PD-1 抑制剂相关脑脊髓炎和感染。

5. 讨论目的

患者症状逐渐加重,需尽快明确诊断和治疗。

6. MDT 讨论意见

(1) 神经内科:患者在使用 PD-1 抑制剂期间出现症状,病程 6 个月余,脑脊液检查、脱落细胞未见明显肿瘤证据,目前不能除外炎症性病变,权衡利弊后可考虑激素治疗。

(2) 感染科:目前感染性疾病依据不足,同意抗感染治疗后随访。

(3) 放射科:头颅+颈髓 MR 增强(图 1-1~1-3)动态提示延髓、颈髓 C1~

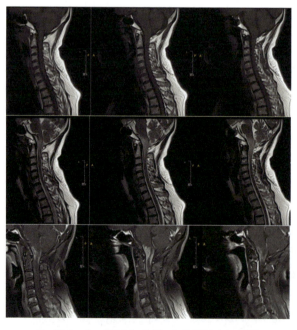

图 1-3　2024 年 5 月 13 日颈髓 MR 增强

3上缘异常信号(T_1短信号、T_2短信号),局部组织肿胀,增强后斑片状异常强化,未见出血信号,PET/CT提示局部少量代谢增高区,结合脑脊液检查结果,考虑感染和肿瘤依据不足,炎性病变可能大,建议完善磁敏感加权成像(susceptibility weighted imaging,SWI)(图1-4)。

(4)神经外科:可考虑先按内科疾病治疗后随访。

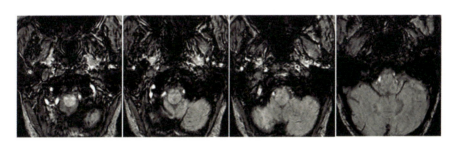

图1-4 头颅SWI未见明显异常

7. 后续诊疗经过

予甲泼尼龙80 mg治疗,用药3天后患者肌力、小便障碍、皮肤瘙痒均较前明显好转,用药6天后复查颈髓MR病灶较前明显好转(图1-5)。予甲泼尼龙80 mg治疗7天后改醋酸泼尼松60 mg qd 口服出院。

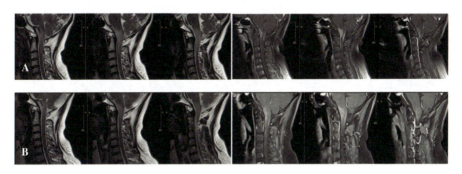

图1-5 激素治疗后(B)影像学较治疗前(A)明显好转

8. 最终诊断

(1)PD-1抑制剂相关脑脊髓炎。

(2) PD-1抑制剂相关甲状腺功能减退。

(3) 皮炎。

(4) 高血压。

9. 相关知识点学习

(1) 黑色素瘤脑转移的相关知识如下。黑色素瘤是最易发生脑转移的恶性肿瘤之一,其脑转移率为8%~60%,55%~80%的黑色素瘤患者在尸检中发现有中枢神经系统侵犯,中位转移时间为2.5年。转移部位最多见于大脑(80%),其次是小脑和脑膜(15%),脑干(5%)最少见。男性、头颈部原发伴溃疡、高LDH水平和原发病灶厚度深等是脑转移的危险因素。

黑色素瘤在MR上常见出血信号,影像学表现可分为3类(表1-1),这在黑色素瘤患者的诊断和鉴别诊断中具有重要价值。

表1-1 黑色素瘤MR影像学表现

分类	T_1信号	T_2信号
典型的黑色素瘤,无出血	短	短
典型的黑色素瘤,有出血	不均匀	不均匀
无黑色素型黑色素瘤,无出血	等长	等长

恶性黑色素瘤脑转移的平均生存期为3~6个月,根据转移瘤大小和转移部位的不同,患者的中位生存期有明显差异,其中脑脊膜转移的患者中位生存期仅1.2个月。既往对于恶性黑色素瘤脑转移患者的主要治疗模式为手术及放射治疗为主的姑息治疗,然而随着靶向及免疫治疗的普及,极大地改善了该类患者的总体生存期。包括抗细胞程序性死亡受体1(programmed cell death protein-1, PD-1)和抗细胞毒性T淋巴细胞相关蛋白4(CTLA-4)的免疫治疗,以及针对*BRAF V600 E/K*突变和MEK/MAPK信号通路的靶向治疗,可以改善黑色素瘤脑转移患者的无进展生存期和总生存期,中位生存期可长达24.3个月。

(2) PD-1/PD-L1是什么?免疫相关不良事件是什么?

PD-1是与免疫功能自我调节有关的、存在于免疫细胞表面的小分子蛋白

病例一
PD-1抑制剂相关脑脊髓炎

质。程序性死亡受体配体1(programmed cell death-ligand 1，PD-L1)为PD-1的配体，与PD-1结合，启动免疫刹车。PD-L1在几乎所有的肿瘤细胞表面过表达，肿瘤细胞可通过其表面表达的PD-L1，与T细胞表面PD-1结合，经过细胞内信号传递，抑制T细胞功能，导致肿瘤细胞免疫反应受损及对常规放化疗的抵抗，从而使肿瘤细胞肆无忌惮地生长增殖。在PD-1/PD-L1抑制剂的作用下，PD-1被抑制后无法与肿瘤细胞上的PD-L1结合，或PD-L1被抑制后无法与T细胞上的PD-1结合，使T细胞恢复对肿瘤细胞的监视和杀伤作用。常见的PD-1抑制剂有帕博利珠单抗、信迪利单抗、特瑞普利单抗、替雷利珠单抗、卡瑞利珠单抗等；PD-L1抑制剂有度伐利尤单抗、阿替利珠单抗等。

PD-1抑制剂相关脑脊髓炎是一种免疫检查点抑制剂(immune checkpoint inhibitors，ICIs)引起的免疫相关不良事件(immune-related adverse events，irAEs)。靶向CTLA-4和PD-1/PD-L1的药物均可引发irAEs，其中靶向CTLA-4的药物发生率最高。irAEs可累及多个系统，其中最常见于皮肤，神经系统不良事件(neurologic adverse events，NAEs)相对少见，不同类型的irAEs可同时发生于同一患者。ICIs治疗后免疫相关NAEs(immune-related NAEs，irNAEs)的发生率为1‰～3‰。接受ICIs治疗的恶性黑色素瘤患者的NAEs发生率高于其他瘤种。

肿瘤和正常神经、肌肉组织的交叉免疫反应是irNAEs可能的发病机制。某些肿瘤和神经、肌肉组织中存在相同的抗原决定簇。这些抗原在神经细胞或肌肉细胞中正常表达，在肿瘤细胞中异常表达。因此，ICIs改善肿瘤免疫攻击的同时可能还会介导对神经肌肉系统的继发性免疫损伤。此外，相关研究表明神经系统副肿瘤综合征加重为irNAEs、特定肠道微生物与免疫系统的相互作用、免疫细胞的变化和遗传因素均可能与irNAEs发病相关，但还有待进一步证实。

irNAEs通常发生于ICIs治疗早期，即在开始或切换ICIs的6个月内发生；ICI使用结束后6～12个月内发生irNAEs更为少见；不太可能在ICIs使用结束12个月后发生。梅奥诊所和皇家马斯登医院的数据显示，从开始ICIs治疗到irNAEs发病的中位时间是3个疗程。

irNAEs可分为周围神经系统不良事件和中枢神经系统不良事件。其中，周围神经系统受累更常见，多累及肌肉或肌接头，周围神经病最常见的形式是多神经根神经病变或颅神经病变。当累及肌肉或肌接头时常与免疫相关性心肌炎同时发生,这种重叠综合征与死亡率显著增加相关。中枢神经系统不良事件可表现为脑炎/脊髓炎、无菌性脑膜炎、血管炎或脱髓鞘病变。ICIs诱发的irNAEs具有一定的选择性,比如重症肌无力常见于抗PD-1/PD-L1治疗者,而CTLA-4和PD-1抑制剂联合治疗导致脑炎/脊髓炎的报道更多。

irNAEs的诊断具有挑战性。首先,应明确患者有神经系统或肌肉受累的症状或体征,完善鉴别诊断,包括机会性感染、副肿瘤综合征、肿瘤进展、代谢性疾病、放疗不良反应等。视具体情况完善脑和脊髓MRI、脑脊液分析、肌电图和神经传导检测、肌肉和神经活检、相关抗体检测、血沉、CRP、肌酸磷酸激酶等检查。还要警惕NAEs可能并存的其他irAEs。

(3) irNAEs的治疗原则是什么?

irNAEs的治疗原则是防止症状恶化并避免出现不可逆的神经功能损害。约30%的患者会残留神经功能损害。早期干预对改善NAEs预后具有重要意义。

糖皮质激素是irNAEs的一线治疗药物,根据神经系统受累部位和症状不同,激素使用剂量和增减方式有差异。总体而言,根据不良事件通用术语标准,发生1级NAEs的患者,建议定期随访和自我监测;发生≥2级NAEs的患者,应尽早停用ICIs治疗,并予糖皮质激素治疗,甲泼尼龙0.5~2 mg/(kg·d);发生≥3级NAEs的患者需永久停用ICIs,酌情增加糖皮质激素的用量,症状严重或进展者需使用大剂量激素(甲泼尼龙1 g/d,3~5 d)冲击治疗。如经过糖皮质激素治疗NAEs缓解,2个月后可逐渐减量至停用糖皮质激素。

对糖皮质激素疗效不佳、病情重或病情进展快者,应考虑联合其他免疫抑制治疗方法,如丙种球蛋白、血浆置换及其他免疫抑制剂。针对irNAEs的治疗,目前尚缺乏比较不同药品疗效、探索最佳治疗剂量和疗程等方面的研究。

值得注意的是,发生1~2级irNAEs的肿瘤患者的无进展生存时间和总生存时间优于无irNAEs的患者。此外,激素治疗不仅会影响免疫治疗在黑色素瘤脑转移中的疗效,同时也会降低靶向治疗的疗效。因此,对于发生irNAEs的患者,应强调多学科的诊疗管理。

10. 转归

患者出院后门诊随诊,症状逐渐好转,并予激素逐渐减停。继续随访中。

病例一
PD-1抑制剂相关脑脊髓炎

11. 专家点评

ICIs 在治疗多种类型癌症中取得了显著进展，但它们也带来了多种免疫相关不良事件，包括脑脊髓炎。PD-1/PD-L1 抑制剂能有效激活机体免疫系统对抗肿瘤。然而，这类药物也可能引发免疫系统的自体攻击导致包括脑脊髓炎在内的神经系统不良事件。

脑脊髓炎是一种涉及脑和脊髓的炎症性疾病，可以引起多种神经系统症状，如头痛、意识改变、肢体无力、感觉异常等。这种病症的发生与 ICIs 的使用密切相关，主要由于这些药物通过抑制 PD-1/PD-L1 通路，导致免疫系统对自体组织产生异常反应。

在 ICIs 引起的脑脊髓炎病例中，患者通常在治疗开始后的几周至几个月内出现症状。临床表现可以多样化，从轻微的神经症状到严重的神经功能缺失不等。影像学检查如磁共振成像（magnetic resonance imaging，MRI）可能会显示脑脊髓的损害部位，确诊通常需要结合临床症状、影像学检查及脑脊液分析结果综合判断。

管理这类不良事件的策略包括早期识别和迅速干预。首先，一旦怀疑 ICIs 引发脑脊髓炎，应立即停止 ICIs 抑制剂的使用。随后，应通过高剂量的皮质类固醇治疗来控制炎症反应，减少免疫系统对神经系统的攻击。在某些情况下，可能需要其他免疫抑制剂或免疫调节剂来进一步治疗。此外，患者的管理需要 MDT 协作，包括神经内科、肿瘤科及放射科的专业人士，以确保全面的评估和个体化的治疗方案的确定。

陈教授查房原则之一

常见病和罕见病四象限原则

临床工作中遵循常见病和罕见病四象限原则，分别是"常见病的常见表现、常见病的罕见表现、罕见病的常见表现、罕见病的罕见表现"这 4 个象限，疾病出现在这 4 个象限的机会不同，一旦出现罕见表现的情况，需要更多的证据支撑。这个原则在定义疾病的诊断时非常实用。

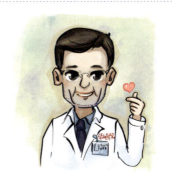

参考文献

[1] 中国抗癌协会肿瘤支持治疗专业委员会,中国抗癌协会肿瘤临床化疗专业委员会.免疫检查点抑制剂相关神经不良反应诊治中国专家共识(2022版)[J].中华肿瘤杂志,2022,44(9):935-941.

[2] GUIDON AC, BURTON LB, CHWALISZ BK, et al. Consensus disease definitions for neurologic immune-related adverse events of immune checkpoint inhibitors [J]. J Immunother Cancer, 2021, 9(7):e002890.

[3] O'HARE M, GUIDON AC. Peripheral nervous system immune-related adverse events due to checkpoint inhibition [J]. Nat Rev Neurol, 2024, 20(9):509-525.

[4] TAN XL, LE A, LAM FC, et al. Current treatment approaches and global consensus guidelines for brain metastases in melanoma [J]. Front Oncol, 2022, 12:885472.

(整理:赵梦秋　审核:俞海　陈向军)

病例二

大脑中解不开的"结"

关键词：脑裂头蚴病，头痛，绳结征

1. 病例介绍

患者，女性，17岁，因反复头痛伴"晕厥"5年入院。患者自2011年无明显诱因出现头痛，为阵发性头部右侧持续性胀痛，曾经发生"晕厥"1次，当地医院行头颅MRI提示脑血吸虫病，给予吡喹酮片口服，头痛症状好转。间断口服驱虫药物，2016年停止口服吡喹酮片。此后仍反复出现头部右侧胀痛，就诊复旦大学附属华山医院北院，完善血曼氏裂头蚴抗体检测阴性，脑脊液曼氏裂头蚴抗体检测阳性，以"脑裂头蚴病"收住院。

2. 体格检查

神志清楚，双眼活动好，双瞳孔等大等圆，对光灵敏，颈软，四肢肌力5级，反射活跃，病理征未引出，认知功能正常。

3. 影像学检查

MR增强扫描结果显示，颅内可见半斑片状异常信号，增强后病灶呈聚集的多发小环状强化（图2-1）。

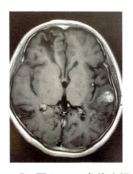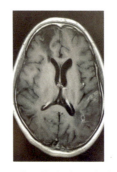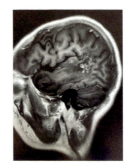

图 2-1　术前头颅 MR 增强检查（提示多发小强化灶，类似"绳结"）

4. 病史总结

（1）青年女性，慢性病程。

（2）发作性病程。

（3）体格检查：未见阳性体征。

（4）MR 增强扫描结果显示：颅内可见斑片状异常信号，增强后病灶呈聚集的多发小环状强化。

（5）脑脊液曼氏裂头蚴抗体阳性。

5. 诊断要点及鉴别诊断

结合患者既往病史及相关影像学结果，目前需要与以下疾病相鉴别。

（1）脑血吸虫病（cerebral schistosomiasis）：患者有血吸虫疫水接触史。伴有不同程度神经系统症状或体征，可出现头痛、恶心呕吐伴视物模糊等颅内高压症状，肢体有不同程度瘫痪，感觉障碍，步态不稳，较多以癫痫为首发症状。实验室病原学检查，粪检查见血吸虫虫卵，脑脊液及血液血吸虫抗体检测为阳性。CT 及 MRI 平扫显示程度不同的水肿区，以典型的"指套状"水肿多见。增强扫描可见脑皮质或皮质下斑片状、砂粒样、结节状均匀强化。本病例与脑血吸虫病从影像学上较难区分，需进一步行血吸虫抗体及曼氏裂头蚴抗体检测进行区分，本病例脑脊液曼氏裂头蚴抗体检测阳性，支持脑裂头蚴诊断。

（2）脑结核瘤：儿童及青少年多见，可单发也可多发，可见于颅内任何部位,幕上以额叶、顶叶多见,幕下以小脑半球为主,常见于灰白质交界区和脑周边区域。临床症状缺乏特异性,急性期可有低热、盗汗、乏力等结核中毒症状。成熟期以颅内占位效应为主。部分患者合并有结核性脑膜炎(tuberculous meningitis,TBM),并因TBM就诊发现颅内占位进而确诊结核瘤。近50%患者出现神经功能损伤症状,幕上结核瘤常以头痛和癫痫为首发症状,幕下结核瘤常以颅内压增高为首发症状。不同病理阶段脑结核瘤MRI表现不同。非干酪样变者T_1呈等、低信号,T_2呈高信号,增强后均匀强化。干酪样变者T_1呈低或等信号,T_2呈等、低信号,伴边缘增强。结核性脑脓肿,液化中心T_1呈低信号,T_2呈高信号,边缘强化。各阶段均可能存在不同程度脑水肿,增强MRI是筛查脑结核瘤的首选方法。本病例否认有结核病病史,影像学特征不符合,故暂排除。

(3)肿瘤性病变:颅内肿瘤性病变为淋巴瘤、胶质瘤、脑膜瘤等,患者自觉临床症状轻微,但偏盲起病者比较容易被忽视。结合患者影像学检查,病灶呈云雾状强化,边界不清楚,而淋巴瘤呈典型的棉花团样均匀一致强化,高级别胶质瘤多呈环形强化,伴坏死或者囊性变,与本例患者不同。而且病理报告没有见到肿瘤特征性的核分裂、异型核表现,目前不考虑肿瘤性疾病。

6. 讨论目的

颅内多发病变,确定下一步诊疗方案。

7. MDT讨论意见

(1)感染科:患者病理提示炎性肉芽肿,组织内隧道样坏死,结合影像学特点及脑脊液曼氏裂头蚴抗体检测阳性,诊断:脑裂头蚴病可能性大。建议进一步脑组织活检明确病变性质。

(2)神经外科:同意脑活检明确病理诊断,根据术中冰冻病理检查提示病变性质决定手术范围及方式。

(3)放射科:颅内可见半斑片状异常信号,增强后病灶呈聚集的多发小环状强化,形似"绳结",称之为"绳结征",对于裂头蚴病有一定的指向性。结合影像学特点及脑脊液曼氏裂头蚴抗体检测阳性,诊断首先考虑脑裂头蚴病。

(4)神经内科:同意各位专家的意见,若有条件建议手术切除病灶,获取病理诊断这一最高级别诊断标准,裂头蚴若在手术中可捕获则可得到临床治愈结果。

8. 后续诊疗经过

全麻下行脑活检+病灶切除。患者术中病理酶标结果如下。免疫酶标结果:EMA(少许+),Vimentin(+),Ki-67(2%),GFAP(+),SI00(+),CD34(血管+),CD56(+),CK(-),PAS(-),抗酸染色(-)。术后病理提示:(左颞)炎性肉芽肿性病变,组织内见隧道样坏死,请结合临床及影像学改变,除外寄生虫改变。病理改变见图2-2。

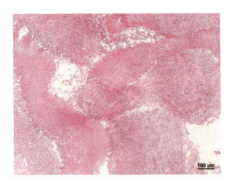
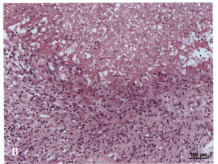
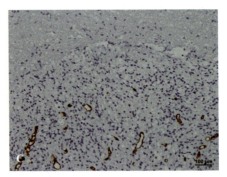

图2-2 患者术后病理切片报告

注:(A,B)在低倍及高倍视野中可见炎性肉芽肿性病变。(C)CD34免疫组织化学显示小血管增生。HE染色(A)×4,(B)×20,(C)×20。

患者经MDT讨论后转神经外科进一步诊治。因患者病灶完整切除,术后给予脱水,抗感染治疗,病情恢复良好,门诊随访中。

9. 最终诊断

脑曼氏裂头蚴病，症状性癫痫。

10. 相关知识点学习

（1）脑曼氏裂头蚴病的定义：曼氏裂头蚴病是曼氏迭宫绦虫的中绦期幼虫即曼氏裂头蚴感染后寄生于组织器官引起的人畜共患寄生虫病，以皮下或眼部多见，寄生于颅内较为少见（占人体裂头蚴病的 2%～3%），但常引起严重的后果。曼氏裂头蚴病主要流行于东亚及东南亚各国，在欧美也有少量报道，不同疫区发病率波动在 0.3%～2.0%，多为散发病例，在不同性别及年龄阶段均有发生，青壮年多见。曼氏迭宫绦虫的生活史需要 3 个宿主，第 1 中间宿主是桡足类如剑水蚤，第 2 中间宿主是蛙，捕食蛙的动物如蛇和鸟类可成为其转续宿主，终末宿主主要是猫和狗。人可偶然成为其第 2 中间宿主、转续宿主或是终末宿主，主要是通过不洁饮食感染，如生食被曼氏裂头蚴感染的第 2 中间宿主如蝌蚪、蛙，或转续宿主如蛇的肉类，生饮或游泳时误吞含有被曼氏裂头蚴感染的桡足类如剑水蚤的水体，在某些地区还有因风俗或偏于局部敷贴生蛙肉或生蛇肉导致感染的案例。部分患者没有发现明确的流行病学史，这提示可能存在一些尚未被发现的感染途径。曼氏裂头蚴侵入人体后，以幼虫的状态寄生于组织或器官内引起相应损害，并有移行的特点。其进入颅内的途径至今尚不明确，有学者认为可能是沿着脊柱旁疏松结缔组织间隙向上移行，通过枕骨大孔进入颅内。

（2）脑曼氏裂头蚴病的临床表现：脑曼氏裂头蚴病的临床表现多与虫体在颅内寄生的部位及范围相关。多表现为伴有意识改变的癫痫发展，如本例患者，这可能与寄生部位多靠近额顶叶皮层有关。其他表现包括头痛、精神症状、肢体乏力、失语、偏盲或其他局灶性神经功能缺损症状，无特异性，通常不伴发热。严重者可出现颅内高压、意识障碍甚至死亡。

（3）脑曼氏裂头蚴病的诊断：部分患者血液检查可见白细胞、嗜酸性粒细胞、ESR 及 CRP 增高，脑脊液检查可见白细胞计数（WBC）及蛋白质增高，但均无特异性。应用酶联免疫吸附试验、免疫印迹法或金标免疫渗滤法对血清及脑脊液中曼氏裂头蚴抗体进行定性与定量检测可辅助诊断，检测抗曼氏裂头蚴粗抗原中 31 kDa 蛋白质和 36kDa 蛋白质的特异性 IgG4 抗体更为可靠，但常与囊虫、肺吸虫存在交叉反应。

影像学检查可发现病灶呈白质区改变伴周围广泛性水肿。头颅 CT 可见大片低密度区中出现点状高密度钙化灶，头颅 MRI 可见长 T_1、长 T_2 信号病灶，增强后病灶呈环形、结节样、扭曲状或隧道样强化，对于颅内缺乏特异性的环形强化病灶，应与颅内肿瘤、结核瘤、脑脓肿、脑囊虫和脱髓鞘病变等鉴别，脑曼氏裂头蚴病在多种 MRI 序列中有一定特点：DWI 中大面积水肿区域无明显弥散受限，提示为血管源性水肿；磁共振波谱分析中胆碱峰轻度升高、N-乙酰天门冬氨酸峰显著下降，与颅内肿瘤和肉芽肿表现一致；磁共振灌注加权成像中脑灌注无明显增强，提示较颅内肿瘤更为良性。随访影像学发现病灶形态改变、新旧病灶迁移，提示虫体存活并出现移行，是脑曼氏裂头蚴病的强烈证据。

病理可见脑组织失去正常结构，胶质细胞增生，病灶内可见多个大小不等隧道，隧道壁有嗜酸性粒细胞和淋巴细胞浸润，隧道内偶可见活虫体，为嗜伊红深染的致密皮层包裹体内疏松网状实质结构，可见大量空泡状蓝色石灰小体，在纵切面和斜切面可见嗜伊红染色的纵向肌纤维束。若虫体已死亡则镜下虫体组织结构显示不清，仅见红染的嗜酸性无结构物质。对于虫体变性标本或无虫标本，嗜酸性粒细胞浸润的隧道仅能提示蠕虫感染，对明确虫种无特异性，对此有学者采用基因检测技术，根据曼氏裂头蚴 mtDNA COX1 的特异序列设计引物 F650/R800 和 F965/R1120，取待检虫体变性标本或无虫标本，采用改良蛋白酶 K 消化法提取 DNA 并作为模板进行聚合酶链反应扩增测序，再与已知 mtDNA COX1 序列比对测定符合率，该检测方法快速简便、特异性高，但至今无引物商品化试剂盒推出。

（4）脑曼氏裂头蚴病的治疗：既往研究表明，对于致病肉芽肿病灶，手术切除最为有效，术前及术中的电生理检测十分必要，采用立体定向手术可以减小切口面积并保证虫体完整。切除病灶时如果将虫体头节遗漏可能导致术后复发。对于有手术禁忌证、拒绝行手术治疗或术后预防复发的患者，可经验性给予抗寄生虫药物如吡喹酮或阿苯达唑，但疗效目前尚不明确。

（5）脑曼氏裂头蚴病的护理：脑曼氏裂头蚴病患者常伴有癫痫症状，有文献报道活体裂头蚴的分泌物、排泄物及虫体机械性刺激是诱发癫痫的最主要因素。入院时需详细询问患者有无癫痫发作史,了解患者癫痫发作的类型,遵医嘱给予抗癫痫药物治疗,并做好环境安全评估。如患者突然头痛、烦躁不安或者格拉斯哥昏迷量表(Glasgow Coma Scale,GCS)评分改变,警惕出现癫痫发作的先兆症状。大多数癫痫发作在2分钟内自发终止,保护患者安全,加强观察即可;全面强直-阵挛性癫痫发作或癫痫持续状态(status epilepticus,SE)时,给予持续心电监测,开放气道、给氧,必要时做好紧急气管插管及辅助通气的准备,对抽搐肢体不能用暴力施压以免造成骨折、脱臼,禁止经口喂食、喂药,遵医嘱使用抗癫痫药物并观察药物疗效,配合医生实施脑电图持续监测;准确记录患者癫痫发作方式、意识状态、持续时间、发作频率及伴随症状,有无幻觉、精神异常或语言障碍等,加强安全护理谨防自伤或他伤。

患者术后卧位宜头部抬高15°～30°或遵医嘱,以利于颅内静脉回流。按照幕上肿瘤术后病情观察要点,观察脉搏、呼吸、意识、瞳孔、SpO_2(必要时)及GCS,并及时准确记录。颅内出血是立体定向脑活检最常见的严重并发症,发生率为0.5%～3%。观察过程中如出现意识瞳孔改变、头痛呕吐、烦躁不安、血压增高等症状,应及时通知医生,遵医嘱使用脱水剂和止血药,急查头颅CT等。如需再次手术,遵医嘱做好术前准备。

由于患者对该疾病认知有限,护理上要加强对患者的心理支持和健康教育,养成良好的生活习惯,不饮生水,不生食肉类食品,生吃的蔬果要洗净,不在河沟池塘洗澡和游泳。患者术后仍需遵医嘱服用抗癫痫药物,切勿自行停药和减量,并定期监测血药浓度及肝功能、血常规、电解质等(根据所服药物不同有所不同)。随身携带身份卡片,保证独自在外癫痫发作时能及时得到救助。遵医嘱定期随访头颅磁共振及曼氏裂头蚴血清学抗体检测。

11. 转归

1个月后建议复查头颅MRI增强。随访后患者病情稳定,口服药物控制癫痫发作,但是数年后出现情绪不稳定,精神科就诊,推测与额叶病变有关。

12. 专家点评

该患者术前诊断不明,手术起到了病理活检明确诊断的作用。在患者的转诊过程中,MDT讨论起到了良好的承接作用,为患者转诊创造便利,提倡对于疑难病例进行MDT讨论,提高工作效率,造福患者。

脑裂头蚴病患者脑脊液及血清抗体阳性仅供参考,需进一步结合临床表现影像学检查,头颅MRI可表现为"迁徙征""绳结征"。寄生虫隧道式坏死,一般出现在大体描述中,指脑实质内出现互相沟通的多方囊肿呈隧道式破坏。显微镜下主要表现为坏死、出血、炎症细胞(淋巴细胞、嗜酸性粒细胞、泡沫细胞)反应,周围呈上皮细胞聚集,小血管增生,血管周围炎性细胞浸润,但此例未见到多核巨细胞。驱虫治疗,可进一步加重患者临床症状,故本疾病首选手术治疗。

陈教授查房原则之二

关键词原则

对于疾病的复杂表现,我们需要为每一例患者给出3~5个关键词,用于概括患者病情,抓住重点。在总结病例时这些词起到了关键作用,如在描述一位NMDA脑炎患者时的"畸胎瘤""口角不自主抽动""青年女性"等。

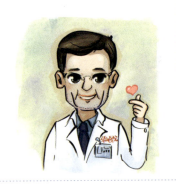

参考文献

[1] 金鑫,刘朋飞,孙祯卿,等.脑裂头蚴病手术治疗经验探讨[J].中华神经医学杂志,2019,18(5):522-527.

[2] 谢慧群.脑曼氏裂头蚴病患者42例的临床、影像与病理特点分析[J].中华神经科杂志,2015,48:108-113.

[3] 闫学强,李晓龙,孙祯卿,等.83例脑裂头蚴病患者临床资料分析[J].中国寄生虫学与寄生虫病杂志,2020,12(6):1-6.

[4] 闫学强,李晓龙,谭家亮,等.脑裂头蚴病继发癫痫的诊疗分析[J].中华神经医学杂志,2021,5(20):501-506.

[5] FAN KJ, PEZESHKPOUR GH. Cerebral sparganosis [J]. Neurology, 1986, 36: 1249-1251.

[6] HONG D, XIE H, WAN H, et al. Efficacy comparison between long-term high-dose praziquantel and surgical therapy for cerebral sparganosis: A multicenter retrospective cohort study [J]. PLoS Negl Trop Dis, 2018, 12: e0006918.

[7] LO PRESTI A, AGUIRRE DT, DE ANDRS P, et al. Cerebral sparganosis: case report and review of the European cases [J]. Acta Neurochir, 2015, 157(8): 1339–1343.

[8] ZHANG P, ZOU Y, YU FX, et al. Follow-up study of high-dose praziquantel therapy for cerebral sparganosis [J]. PLoS Negl Trop Dis, 2019, 13: e0007018.

（整理：耿玉荣　曹荧　点评：王玉　刘含秋　审核：邵凌云　陈向军）

病例三

癫痫：怎么"肥"事

关键词：癫痫，局灶性脑膜强化，脑活检

1. 病例介绍

患者，女性，34岁。因"左手触觉异常20个月，癫痫发作1个月"入院。患者于2021年1月时无明显诱因出现左手触觉异常，于当地医院就诊，行头颅MRI检查提示右侧脑膜膜强化，诊断为"肥厚性硬脑膜炎"，予甲泼尼龙500 mg冲击治疗（后改为口服泼尼松60 mg qd，每周减1片逐渐减量）。随后患者于我院门诊就诊，完善头颅MRI增强检查提示右侧额部局部硬脑膜增厚伴明显强化，符合肥厚性硬脑膜炎改变（图3-1A～C）；诊断为"原发性肥厚性硬脑膜炎"，继续口服激素减量至2021年4月停服，症状无明显变化。2022年8月患者无明显诱因出现发作性头部向左侧抽搐，双眼上瞪，每次持续3～4分钟，共发作2次，第2次发作时伴有四肢抽搐；患者遂于当地医院就诊，诊断为"癫痫、肥厚性硬脑膜炎"，予以左乙拉西坦0.5 g bid抗癫痫治疗，并予甲泼尼龙500 mg冲击治疗（后改为口服泼尼松30 mg qd）。2022年9月患者于中国人民解放军海军第905医院住院进行进一步治疗。

查体：神清语利，高级神经功能正常，颅神经检查正常。四肢肌力、肌张力正常，病理征阴性。共济运动正常，无不自主运动，深浅感觉未见异常，皮层感觉准确。脑膜刺激征阴性。

2. 辅助检查

（1）总胆固醇 6.5 mmol/L、甘油三酯 2.75 mmol/L、高密度脂蛋白 1.86 mmol/L、低密度脂蛋白 3.68 mmol/L。血常规、肝肾功能、电解质、甲状腺功能、凝血功能、二便常规、自身抗体、血管炎抗体、抗核抗体谱、肿瘤标志物未见明显异常。

（2）血清 AQP4、MOG、GFAP 抗体阴性。

（3）脑脊液检查。常规：红细胞计数 $0×10^6$/L、白细胞计数 $3×10^6$/L；生化：葡萄糖 3.23 mmol/L、氯化物 128 mmol/L、脑脊液蛋白 240 mg/L。

（4）脑脊液脱落细胞阴性。

（5）脑脊液二代测序：未检出致病细菌、真菌、病毒、寄生虫、支原体/衣原体、分枝杆菌；查见疑似背景微生物：葡萄球菌（序列数 19）；非解糖葡萄球菌（序列数 10）。

（6）头颅 MRI 增强（2021 年 1 月 15 日）：右侧额部局部硬脑膜增厚伴明显强化，符合肥厚性硬脑膜炎改变（图 3-1）。

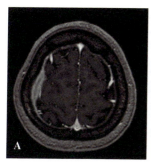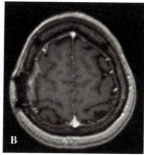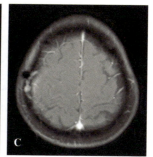

图 3-1 2021 年 1 月头颅 MRI 增强

注：第 1 次甲泼尼龙冲击治疗后头颅 MRI 增强可见右侧额部局部硬脑膜增厚伴明显强化。

（7）头颅增强 MRI（2022 年 9 月 15 日）：右侧额叶顶部异常信号灶，右侧颞顶部脑膜条片状强化，建议治疗后复查。

（8）胸部 CT 平扫（2022 年 9 月 15 日）：未见异常。

3. 病史总结

(1) 女性,34 岁,慢性病程。

(2) 以局灶性的感觉异常为主要表现,近 1 个月伴有 2 次癫痫发作。

(3) 神经系统查体无阳性体征。

(4) 脑脊液:细胞学及生化、病原学、脱落细胞检查未见异常。

(5) 头颅 MRI:右侧额部局部硬脑膜增厚伴明显强化。

(6) 风湿免疫抗体:血管炎抗体、抗核抗体谱、双链 DNA 抗体阴性。

(7) 激素治疗患者症状无明显变化,脑 MRI 病灶未见明显缩小,激素减量停药后出现癫痫发作。

4. 诊断要点及鉴别诊断

根据症状、影像定位于右侧额部硬脑膜及右侧额叶大脑皮层。定性:按照"维生素"原则(VITAMINS)定性范围逐步缩小,在以下病因"V:血管性,I:感染性,T:外伤性,A:自身免疫性,M:代谢、中毒,I:特发、遗传性,N:肿瘤性,S:系统性"中,优先考虑 A(自身免疫性),N(肿瘤性),I(特发性)。鉴别诊断思路:根据患者的临床特点和影像学表现,可排除血管性、外伤性、代谢性、中毒、遗传性等;首先考虑免疫性:肥厚性硬脑膜炎,需要与以下疾病相鉴别。

(1) 脑膜癌病:硬脑膜由内、外两层组成,外层为骨膜层,富于血管和神经,内层为脑膜层。硬脑膜肿瘤浸润和转移起自硬脑膜外层,沿颅内板下生长,从而形成较特征性的影像表现:颅内板下的梭形或双凸形异常信号,边缘清楚,可呈波状或可见包膜,因肿瘤血供丰富,增强扫描强化显著,可与肥厚性硬脑膜炎混淆。

(2) 低颅压综合征:是一组以体位性(直立性)头痛和脑脊液压力降低为特征的临床综合征。可为自发性,也可继发于硬脊膜穿刺后、硬脊膜意外开放或手术大量脑脊液引流后。该疾病在 MRI 上有五大特征性表现:硬膜下积液、硬脑膜强化、静脉结构充盈、垂体充血和脑组织下沉。其中,硬脑膜强化是最具特征性的表现,阳性率最高,出现也最早,表现为弥漫、连续的线样增强,无局限性结节,常伴有硬脑膜增厚和皮层静脉扩张,但不累及软脑膜。

（3）感染性脑膜炎：病原体可为细菌、真菌或病毒。感染性脑膜炎脑膜强化一般表现为线样，可以弥漫性或局限性；可同时有脑实质受累表现。不同致病菌的强化部位和范围不同：结核性脑膜炎多累及基底池，表现为基底池软脑膜增厚并明显强化；病毒引起的脑膜炎症相对轻微，软脑膜强化可能并不明显；隐球菌性脑膜炎也常累及基底池，但强化多不明显，部分真菌性脑膜炎还可表现为脑膜增厚并呈结节样强化。

（4）抗中性粒细胞胞质抗体（antineutrophil cytoplasmic antibody，ANCA）相关血管炎肥厚性硬脑膜炎：肥厚性硬脑膜炎可以是 ANCA 相关血管炎的首发临床表现，突发性视力丧失和传导性听力丧失是 ANCA 相关血管炎肥厚性硬脑膜炎的显著特点，多发性单神经损害较少见。肉芽肿性血管炎是 ANCA 相关血管炎肥厚性硬脑膜炎患者中的主要类型，实验室检查可发现血清 MPO-ANCA 阳性、血清 PR3-ANCA 阳性；部分患者可能出现血清 IgG4 升高，有 ANCA 及 IgG4 重叠相关性肥厚性硬脑膜炎，此时确诊需要进一步行硬脑膜活检。

（5）IgG4 相关疾病：是一种可累及躯体多个脏器的成纤维细胞炎性疾病，其特点是肿瘤样占位性病变伴 IgG4 阳性浆细胞浸润、组织纤维化及血清 IgG4 水平升高。IgG4 相关肥厚性硬脑膜炎临床表现和非 IgG4 相关肥厚性硬脑膜炎类似，但可伴发 IgG4 相关的系统疾病表现（如呼吸系统、肾脏、唾液腺、炎性假瘤、腹膜后纤维化），这可以帮助很好地鉴别 IgG4 相关和特发性肥厚性硬脑膜炎。IgG4 相关肥厚性硬脑膜炎患者血清 IgG4 水平升高。病理学检查是 IgG4 相关疾病的金标准，其特征性的病理学表现为：大量 IgG4 阳性的淋巴浆细胞浸润、受累组织席纹状纤维化和闭塞性静脉炎。

5. 讨论目的

患者目前诊断不明，考虑肥厚性硬脑膜炎可能性大；但临床表现为局灶性感觉缺失和癫痫发作，无头痛、颅神经损害等肥厚性硬脑膜炎常见表现；且激素治疗后患者临床表现和影像学无明显改变，需要制订下一步诊断和治疗方案。

6. MDT 讨论意见

根据患者的临床资料和影像学表现,考虑肥厚性硬脑膜炎可能性大,肿瘤性疾病不能完全除外,建议行脑膜活检。

(1) 神经内科:建议完善 TB 细胞亚群分析,AQP4 抗体全套,血常规。

(2) 影像科:右侧额顶叶局部脑组织肿胀,增强后局部脑膜强化,激素治疗后局部脑组织肿胀和水肿减轻,考虑炎性病变所致可能,建议复查头颅 MRI 增强。

(3) 感染科:目前无感染性疾病依据。

(4) 神经外科:目前暂无肿瘤性疾病依据。

7. 后续诊疗经过

患者 2022 年 9 月 26 日于华山医院西院神经外科完善脑组织活检。患者入院后完善术前检查,术前头颅 MRI 见图 3-2。患者于 2022 年 9 月 28 日在全麻下行开颅右顶部脑膜活检切除术。手术经过:患者全麻插管成功后,取平卧位,头左偏,头架固定,导航注册成功,右顶为中心消毒铺巾。导航下右顶弧形小切口,牵开小骨瓣成形,局部见硬膜增厚明显(图 3-3),质地偏韧,血供不丰富。切除部分硬膜病灶送冰冻病理检查提示:致密胶原纤维组织,个别炎症细胞。其余标本送病理检查,术区彻底止血,骨瓣复位固定。依次缝合皮下头皮。术后予常规脱水、止血、抑酸、抗感染、预防癫痫及对症支持治疗等,术后头部 CT 见图 3-4。病理检查,巨检:灰白碎组织直径 1 cm,镜检:胶原纤维增生硬化组织内见淋巴细胞浸润(图 3-5、3-6)。免疫组织化学检测结果:CD3(部分+),CD20(-),CD68(-),CD34(血管+),Ki-67(3%+),S-100(-),NF(-),EMA(-),IgG4(-)。病理诊断:胶原纤维增生硬化伴慢性炎症,请结合临床。

患者维持口服泼尼松治疗(30 mg qd)及左乙拉西坦抗癫痫治疗(0.5 g bid),2023 年 1 月为进一步治疗入华山医院神经内科。

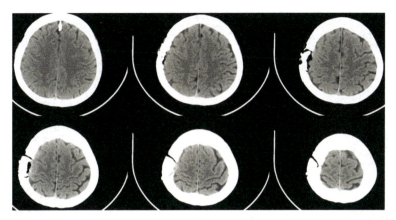

图 3-2 脑膜活检术前头颅 MRI

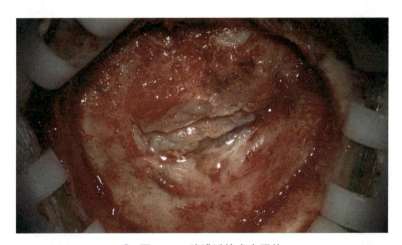

图 3-3 脑膜活检术中照片

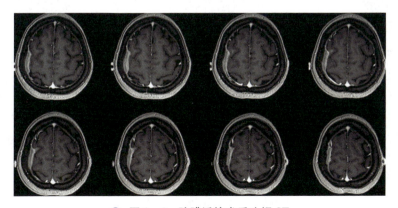

图 3-4 脑膜活检术后头颅 CT

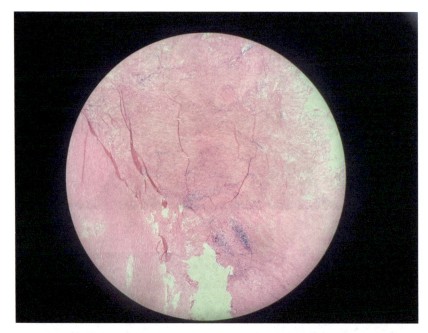

图3-5 活检病理(HE染色,×200)

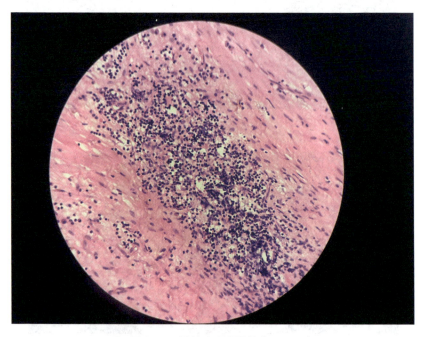

图3-6 活检病理(HE染色,×400)

8. 后续辅助检查

（1）甘油三酯 2.52 mmol/L、γ-谷氨酰转移酶 49 U/L，余血常规、肾功能电解质、DIC、心肌酶谱未见明显异常。

（2）ENA、ANA、ANCA、双链 DNA、CCP、血沉、免疫球蛋白、补体、细胞因子 12 项、血尿轻链、血尿免疫固定电泳均在正常范围内。

（3）免疫球蛋白亚类定量全套均正常，IgG1：5.59 g/L，IgG2：3.33 g/L，IgG3：0.35 g/L，IgG4：0.083 1 g/L。

（4）甲状腺功能、糖代谢均正常，肝炎、结核、人类免疫缺陷病毒（HIV）、梅毒无活动性感染依据。

（5）结核 T 细胞检测：阳性。

（6）腰穿脑脊液常规：无色，澄清，潘氏试验（一），有核细胞计数：1×10^6/L，红细胞计数：1×10^6/L，脑脊液生化：氯化物 124 mmol/L，乳酸 1.48 mmol/L，总蛋白 427 mg/L，葡萄糖 4.59 mmol/L（同步血糖 6.9 mmol/L）。OCB Ⅰ型，IgG 指数 0.40，24 小时鞘内合成率 0.82。

（7）脑脊液细胞学：片上有核细胞数较少，可见少量成熟淋巴细胞及单核巨噬细胞，未见肿瘤细胞。有核细胞计数 1×10^6/L，成熟红细胞 0～1/Hp，单核巨噬细胞 8/50%，肿瘤细胞未查见，真菌未查见，细菌未查见，寄生虫未查见。

（8）头颅 MRI 增强（2023 年 1 月 4 日）：右侧额部局部硬脑膜增厚伴明显强化，较前片（2021 年 1 月 15 日范围有所缩小）。

（9）胸部 CT（2023 年 1 月 9 日）：左肺上叶下舌段炎性病变可能。右肺上叶尖段实性结节，考虑良性增殖灶可能。

予以甲泼尼龙冲击治疗（500 mg×5 d，240 mg×4d，120 mg×3 d，后改为口服甲泼尼龙 60 mg，每周减 2 片），左乙拉西坦 0.5 g bid 控制癫痫，并予异烟肼预防性抗结核，加用他克莫司 1 mg bid。2023 年 3 月 1 日患者于我院门诊复诊，未再癫痫发作。

（10）头颅 MRI 增强（2023 年 2 月 27 日）：右额局部硬脑膜增厚，较前范围明显缩小（图 3-7）。

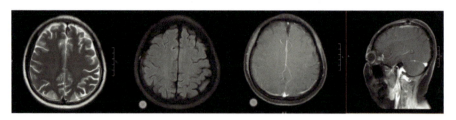

◯ 图3-7 头颅MRI增强(2023年2月27日)

9. 最终诊断：特发性肥厚性硬脑膜炎

患者为中年女性，慢性病程，以局灶性感觉异常起病，停用激素后出现癫痫发作，无头痛和颅神经受累等肥厚性硬脑膜炎常见临床表现。头颅MRI增强可见右侧额部局灶性脑膜增厚伴明显强化。肥厚性硬脑膜炎诊断明确，进一步寻找是否有继发性肥厚性硬脑膜炎线索。患者无呼吸系统、肾脏、唾液腺、皮肤等其他器官系统受累表现，无外周多发性单神经损害表现；脑脊液检查无感染及肿瘤依据；血清IgG4不高，血清血管炎抗体及其他风湿免疫疾病抗体阴性；故ANCA相关血管炎和IgG4相关肥厚性硬脑膜炎证据不足。最终病理诊断提示：胶原纤维增生硬化伴慢性炎症，病理免疫组化IgG4（－），因此未发现继发性肥厚性硬脑膜炎依据，最终诊断为特发性肥厚性硬脑膜炎。

10. 相关知识点

（1）肥厚性硬脑膜炎（hypertrophic pachymeningitis，HP）：是一种以硬脑膜增厚、炎性纤维化为特征的罕见神经系统疾病，主要病理表现为慢性、进行性弥漫性或局限性炎症，临床以头痛、颅神经受累、共济失调、癫痫及脊髓受累为特征。HP可分为特发性肥厚性硬脑膜炎（idiopathic hypertrophic pachymeningitis，IHP）和继发性肥厚性硬脑膜炎，前者是指无明确病因的肥厚性硬脑膜炎，后者是指继发于感染、创伤、肿瘤和自身免疫性疾病的肥厚性硬脑膜炎。一项针对日本全国的HP流行病学研究显示，特发性HP占比44.0%，ANCA相关HP占比34.0%，IgG4相关性HP占比8.8%，其他类型占比13.2%。

据日本流行病学调查研究报道，肥厚性硬脑膜炎发病率仅为0.949/10万，性别比为男∶女＝1∶0.91,患者常为中老年起病,平均发病年龄58.3±15.8岁。临床表现以头痛最为常见,有文献报道92%的患者以头痛为首发症状就诊;其次为多组颅神经受累,66.7%的肥厚性硬脑膜炎患者会出现相应症状。除头痛与多组颅神经受累外,特发性肥厚性硬脑膜炎患者尚合并有恶心、呕吐、癫痫、肢体麻木、精神症状、失语等,硬脑膜局部增生、纤维化所导致的占位效应压迫邻近的神经与血管是引发相应神经系统损伤的主要机制。

硬脑膜活检是肥厚性硬脑膜炎诊断的金标准,表现为非特异性的炎症细胞浸润、纤维组织增生,可有炎性肉芽肿形成。脑脊液检查可帮助鉴别中枢神经系统感染和肿瘤,超50%的肥厚性硬脑膜炎患者脑脊液检查可见蛋白含量轻度升高,糖和氯化物大多正常,部分患者脑脊液白细胞计数轻度升高(淋巴细胞为主)。脑MRI及增强扫描是诊断肥厚性硬脑膜炎的首选影像学检查方式,可见局灶性或弥漫性硬脑膜增厚,T_1WI呈等或略低信号,T_2WI呈较明显低信号,增强后在T_1WI呈现明显线性或结节样强化。部分肥厚性硬脑膜炎患者合并自身免疫性疾病,会出现血沉、C反应蛋白、血管炎抗体、自身抗体、抗核抗体谱、类风湿因子等异常;此外,血清IgG4检测有助于识别IgG4相关性肥厚性硬脑膜炎。

极少数肥厚性硬脑膜炎患者可能出现自发缓解,然而绝大部分症状性肥厚性硬脑膜炎患者需要免疫治疗。目前没有关于肥厚性硬脑膜炎治疗的随机对照研究,糖皮质激素是肥厚性硬脑膜炎急性期治疗的一线方案;对照研究发现,大剂量激素冲击治疗(甲泼尼龙1g×3d,后逐渐减量)对比小剂量激素治疗在急性期能更快缓解头痛症状。然而临床经常观察到肥厚性硬脑膜炎患者在糖皮质激素减量过程中出现复发;在预防复发上,其他免疫抑制剂(包括吗替麦考酚酯、硫唑嘌呤、他克莫司、环磷酰胺、利妥昔单抗等)的效果优于糖皮质激素。目前肥厚性硬脑膜炎的治疗研究多为病例研究,需要更多对照研究探索不同免疫抑制剂对于肥厚性硬脑膜炎的治疗效果。

(2) ANCA相关血管炎肥厚性硬脑膜炎:ANCA相关血管炎(ANCA-associated vasculitis, AAV)是一组与ANCA密切相关的小血管炎,以小血管壁的炎症和坏死为主要病理表现,以寡或无免疫复合物沉积为突出特点。根据临床病理分型,AAV主要分为肉芽肿性多血管炎(granulomatous polyvasculitis, GPA)、显微镜下多血管炎(microscopically polyvasculitis, MPA)、嗜酸性肉芽肿性多血管炎(eosinophilic granulomatous polyvasculitis, ECPA)。GPA是ANCA

相关血管炎 HP 患者中的主要类型。

AAV 相关 HP 患者平均年龄为 70.2±13.5 岁，男女性别比为 1∶1.22，多为亚急性起病，最常见的临床表现为头痛，其次为颅神经损伤，第Ⅷ对颅神经（前庭蜗神经）最多见，其次为第Ⅱ对颅神经（视神经）；还可出现癫痫、小脑性共济失调、肢体瘫痪等。与特发性 HP 不同，AAV 相关 HP 患者伴慢性鼻窦炎、中耳炎或乳突炎的频率较高。

ANCA 按其免疫荧光型可分为核周型 ANCA（p-ANCA）与胞质型 ANCA（c-ANCA）。p-ANCA 的主要靶抗原是髓过氧化物酶（myeloperoxidase，MPO）；c-ANCA 的主要靶抗原是蛋白水解酶 3（proteinase 3，PR3）。AAV 相关 HP 实验室检查可见血清 MPO-ANCA 阳性，并可伴有抗核抗体、类风湿因子阳性，红细胞沉降率常明显增快，C 反应蛋白含量亦可明显升高。脑脊液检查可发现颅内压正常或轻度升高，细胞数量多轻度升高，蛋白含量可见不同程度的升高，部分患者可检测到异于外周血的 IgG 寡克隆区带。

AAV 相关 HP 影像学检查：头颅 MRI 增强扫描可见不同部位硬脑膜呈线状、条带状或结节状增厚并明显强化，小脑幕、后颅窝、海绵窦、大脑镰、凸面硬脑膜和脊髓硬膜均可累及。

AAV 相关 HP 病理学检查可发现硬脑膜增厚伴纤维化，可见坏死性肉芽肿性炎症和血管炎表现，$CD^+/CD8^+$ T 细胞、$CD20^+$ B 细胞、中性粒细胞、嗜酸性粒细胞、浆细胞、单核细胞和巨噬细胞等炎症细胞浸润。

AAV 相关 HP 诊断标准为：在肥厚性硬脑膜炎的基础上叠加 AAV 的诊断，AAV 的诊断基于临床表现、ANCA 血清学阳性和/或原因不明的坏死性血管炎和/或肉芽肿破坏性实质炎症的病理组织学证据。AAV 累及肺和肾脏时没有相应器官系统的临床症状，因此应及时对疑诊 AAV 患者进行尿液分析和胸部影像学检查，以发现肺及肾脏受累证据。

AAV 相关 HP 的治疗分为急性期及缓解期治疗。急性期治疗以糖皮质激素为主，可采用大剂量激素冲击治疗（静脉注射甲泼尼龙 500～1 000 mg/d，持续 3～5 天，后减量过渡至口服）或口服泼尼松[1 mg/(kg·d)]。缓解期治疗一线方案为利妥昔单抗，环磷酰胺、硫唑嘌呤、吗替麦考酚酯也可作为预防复发治疗的选择。研究发现利妥昔单抗对于环磷酰胺治疗后仍复发的 AAV 相关 HP 患者有效。

（3）IgG4 相关肥厚性硬脑膜炎（IgG4-related hypertrophic pachymeningitis，

IgG4-RHP):逐渐被认为是 IgG4 相关疾病(IgG4 related disease,IgG4-RD)的一种临床表型。IgG4-RD 是一种几乎可以影响任何器官的成纤维细胞炎性疾病,其特征性的组织病理学表现为:大量 IgG4 阳性的淋巴浆细胞浸润、受累组织席纹状纤维化和闭塞性静脉炎,其临床特点为肿瘤样占位性病变伴 IgG4 阳性浆细胞浸润、组织纤维化及血清 IgG4 水平升高。

IgG4-RHP 的临床表现以头痛最常见(占比 67%),颅神经麻痹次之(33%),亦有视力下降(通常为双侧)、肌无力、肢体麻木、感音神经性听力障碍、癫痫发作,与非 IgG4 相关的 HP 类似。然而,IgG4-RHP 可伴有全身性疾病的表现,包括体重减轻、甲状腺功能障碍[如木样甲状腺炎(Riedel thyroiditis)],自身免疫性胰腺炎引起的腹痛,腹膜后纤维化和腹主动脉周围炎相关的腹部或背部疼痛,泪腺或唾液腺肿大所致的面部及颈部水肿,眼球突出,还有间质性肺炎或气管支气管狭窄等肺部表现。伴有上述其他器官系统受累可以作为鉴别 IgG4-RHP 和特发性 HP 的强有力证据,而不是必须进行活检。

IgG4-RHP 影像学检查可识别肥厚性硬脑膜病变,评估对邻近结构的潜在损害,并监测疾病活动状态。IgG4-RHP 影像学表现为线性或肿块样硬脑膜增厚,部位可局限于局部区域,如幕上半球脑膜、颅底或脊髓。MRI T_1 加权成像呈等或略低信号,T_2 加权成像显示纤维化的 HP 增厚为相对低信号,偶有分散的提示炎症反应的高信号病灶。MRI T_1 钆增强成像可见硬脑膜强化表现,与其他病因导致的 HP 无明显区别。^{18}F-FDG-PET/CT 可用于评估脑膜内炎症活动性程度,识别其他器官是否受累。对于局限于硬脑膜的 IgG4-RD,难以通过临床表现和影像学检查将两者区分。

IgG4-RHP 的血清学检查结果可能取决于脑膜和脑膜外器官的疾病活动程度。急性期炎性反应物通常可中等程度升高,如红细胞沉降率和 C 反应蛋白;一些患者血清 IgE 水平也会升高。尽管一些 IgG4-RD 患者抗核抗体呈低滴度阳性,但特异性的自身抗体(如 SSA、SSB、ANCA 血管炎相关抗体)阳性罕见,特异性自身抗体常预示其他自身免疫性疾病。70%~90%的 IgG4-RD 患者血清 IgG4 水平升高,血清 IgG4 水平对于诊断 IgG4-RD 灵敏度和特异度分别为 85%和 93%。虽然病变局限于硬脑膜的患者血清 IgG4 可能正常,血清 IgG4 仍是筛查 IgG4-RHP 的首选检查。腰椎穿刺最重要的价值是帮助临床排除中枢神经系统感染和恶性肿瘤等其他疾病。IgG4-RHP 患者脑脊液细胞学检查可呈淋巴细胞不同程度增多,蛋白含量正常或轻度升高,糖和氯化物正常。寡克隆区带可呈阳性。病理学检查是 IgG4-RHP 的金标准，表现为：大量 IgG4 阳性的淋巴浆细胞浸润、席纹状纤维化和闭塞性静脉炎。

IgG4-RHP 的诊断标准为：在肥厚性硬脑膜炎的基础上叠加 IgG4-RD 诊断标准。IgG4-RD 的诊断标准为：①受累器官（单个或多个）出现团块或弥漫性、局灶性肿胀；②血清 IgG4＞135 mg/L；③病理学检查显示大量淋巴细胞浸润，组织纤维化、硬化，免疫组化检查显示 IgG4 阳性浆细胞数与 IgG 阳性浆细胞数比例＞40%，同时浸润的 IgG4 阳性浆细胞数每高倍镜视野＞10 个。满足上述 3 个条件为确诊，满足①＋③为可能诊断，满足①＋②为可疑诊断。

急性期糖皮质激素治疗后，缓解期添加其他免疫抑制剂治疗是常见的 IgG4-RHP 治疗策略。急性期激素治疗的方案多为甲泼尼龙静脉冲击治疗（如 1 g/d，持续 3 天，减量过渡到口服泼尼松），随后 3～6 个月逐渐减量至维持阶段。缓解期免疫抑制治疗可选择的药物包括甲氨蝶呤、硫唑嘌呤、吗替麦考酚酯、环磷酰胺、利妥昔单抗；利妥昔单抗能改善临床症状并降低血清 IgG4 滴度，被认为是最可能有效的免疫抑制剂，但仍需临床研究证实。

11. 转归

本例患者诊断明确，再次予以甲泼尼龙冲击治疗并过渡为口服泼尼松，并加用他克莫司（1 mg bid）治疗 1 个月后，患者感觉异常无明显变化，未再癫痫发作，复查头颅 MRI 增强示病灶范围明显缩小。后续将对患者继续进行随访。

12. 专家点评

本例患者诊断明确，整体诊治思路正确。从第 4 类证据入手，寻找病理依据，在明确诊断的基础上制订合理的治疗策略。患者临床表现不典型，前期激素治疗效果不佳，为后续的诊治带来挑战。华山医院中枢神经系统免疫和感染性疾病 MDT 的脑膜活检决定至关重要，为临床医生提供了强大的决策后盾，不同病理结果为后续治疗带来重要的参考信息：例如 IgG4-RHP，需要大剂量类固醇皮质激素治疗及利妥昔单抗的疾病修正治疗；AAV 相关 HP 在激素与免疫抑制治疗的同时需关注肺部、肾脏等其他器官系统受累情况；感染性 HP，需要使用针对性的抗生素，并辅以小剂量激素治疗；肿瘤性 HP，需要针对肿瘤治疗。本例患者目前治疗效果良好得益于MDT合作。

> **陈教授查房原则之三**
>
> **试验性治疗原则**
>
> 在临床中有时诊断不明，可以进行试验性治疗。但治疗需要明确以下几点：怀疑什么疾病；使用何种药物；治疗剂量多少；疗程几个；评判标准是什么。只有明确了这几点，才可以安心进行试验性治疗。

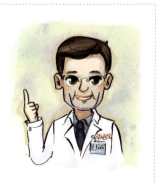

参考文献

［1］李志福,罗波,唐晓平.慢性肥厚性硬脑膜炎误诊为恶性肿瘤1例［J］.中华神经外科疾病研究杂志,2017,5:464-465.

［2］罗伟刚,尹园园,任慧玲.肥厚性硬脑膜炎的临床诊疗思路与研究进展［J］.临床神经病学杂志,2023,36(1):72-76.

［3］秦家琨,赵惠利,黄琳,等.硬脑膜单发肿瘤浸润和转移的CT诊断［J］.放射学实践,2002,4:318-319.

［4］CHUNG SA, LANGFORD CA, MAZ M, et al. 2021 American College of Rheumatology/Vasculitis Foundation Guideline for the management of antineutrophil cytoplasmic antibody-associated vasculitis [J]. Arthritis Rheumatol, 2021, 73(8): 1366-1383.

［5］DASH GK, THOMAS B, NAIR M, et al. Clinico-radiological Spectrum and outcome in idiopathic hypertrophic pachymeningitis [J]. J Neurol Sci, 2015, 350(1-2):51-60.

［6］KUPERSMITH MJ, MARTIN V, HELLER G, et al. Idiopathic hypertrophic pachymeningitis [J]. Neurology, 2004, 62(5):686-694.

［7］LU LX, DELLA-TORRE E, STONE JH, et al. IgG4-related hypertrophic pachymeningitis: clinical features, diagnostic criteria, and treatment [J]. JAMA Neurol, 2014, 71(6):785-793.

［8］MORÁN-CASTAÑO C, SUÁREZ-DÍAZ S, ÁLVAREZ-MARCOS CA, et al. ANCA-associated hypertrophic pachymeningitis, a central nervous system limited type of systemic vasculitis [J]. QJM, 2023, 116(3):241-243.

［9］SHIMOJIMA Y, KISHIDA D, ICHIKAWA T, et al. Hypertrophic pachymeningitis in

ANCA-associated vasculitis: a cross-sectional and multi-institutional study in Japan (J-CANVAS) [J]. Arthritis Res Ther, 2022, 24(1):204.

[10] YAO Y, XU Y, LI X, et al. Clinical, imaging features and treatment response of idiopathic hypertrophic pachymeningitis [J]. Mult Scler Relat Disord, 2022, 66:104026.

[11] YONEKAWA T, MURAI H, UTSUKI S, et al. A nationwide survey of hypertrophic pachymeningitis in Japan [J]. J Neurol Neurosurg Psychiatry, 2014, 85(7):732-739.

(整理:龚思引 修改:俞海 审核:陈向军)

病例四

不简单的脱髓鞘病变

关键词：颅内多发病变，GFAP 抗体阳性，脑活检

1. 病例介绍

患者，女性，20 岁，因"发作性意识障碍半年，视力下降、复视 5 个月"入院。患者 2022 年 1 月 30 日出现头痛、头晕、发热，当日 17 时及晚餐后出现意识障碍，家人呼之不能应答，有双眼上翻，无肢体抽搐、二便失禁、口舌咬伤，持续约 10 分钟自行缓解。后 1 个月内反复发作意识障碍 4~5 次，自诉发病时家属呼之可知晓，但不能应答；同时逐渐出现双眼视力下降、视物模糊、视物成双。2022 年 2 月 19 日患者至南昌大学附属第二医院神经内科住院治疗，住院期间两次完善腰椎穿刺，脑脊液常规、生化、细菌和真菌培养、脱落细胞学均未见异常。脑脊液查脱髓鞘抗体，结果显示 AQP4、MOG 阴性，GFAP 阳性（滴度 1：1），寡克隆区带 1 型。视频脑电图正常，双下肢体感诱发电位、脑干听觉诱发电位未见异常，双侧 VEP P100 潜伏期延长。患者进一步完善影像学检查，头颅 MRI 增强提示延髓、脑桥背侧肿胀增粗、右侧小脑半球局灶异常信号、双侧视神经增粗，脑积水，综合考虑脱髓鞘性病变可能（图 4-1A）；MRA 未见明显异常；颈椎、胸椎 MRI 未见明显异常（图 4-1B）；MRS 示左侧桥臂及右侧小脑半球病灶 NAA 峰减低，Cho 峰升高不明显，考虑脱髓鞘病变可能，肿瘤依据不足（图 4-1C）。综合上述检查，外院考虑诊断为"视神经脊髓炎谱系病"，予甲泼尼龙冲击治疗、丙种球蛋白治疗，以及对症支持治疗，出院时口服吗替麦考酚

酯500 mg bid及泼尼松片治疗。出院后患者未再发作意识障碍,视力仅有光感,出院后视力提升为数指。

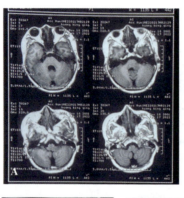
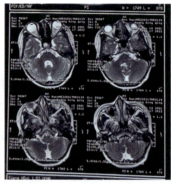
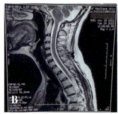
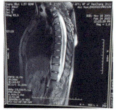
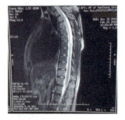
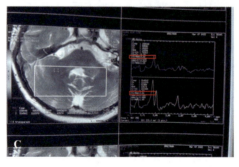

图4-1 患者首次头颅及颈椎影像学检查

患者出院后继续口服激素、免疫抑制剂治疗,然而视力无明显改善。2022年5月复查头颅MRI较前相仿(图4-2)。为求进一步诊治,7月21日收入我院神经内科。入院时,患者双眼视力差,否认头痛、头晕、抽搐等其他不适。查体一般情况可,全身可见咖啡斑(图4-3A),腋下可见雀斑样色素沉着(图4-3B),有脊柱侧弯;双眼视力可数指,视野检查不能完成,双侧视盘水肿;四肢肌力、肌张力、深浅感觉正常,双侧腱反射正常且对称,双下肢病理征阳性;双侧

病例四
不简单的脱髓鞘病变

指鼻欠稳准。追问病史,患者回忆其母亲亦有皮肤咖啡斑及癫痫,于患者9岁时去世。实验室检查示轻度小细胞低色素性贫血,其余实验室检查包括肝肾功能、血糖、心肌标志物、自身免疫性抗体、血尿轻链、免疫固定电泳等均无明显异常。为进一步进行鉴别诊断,再次为患者进行腰椎穿刺检查,脑脊液澄清透明,压力300 mmH$_2$O,常规、生化检查均未见明显异常;再次复查血和脑脊液的脱髓鞘抗体(包括AQP4、MOG、GFAP和MBP)均为阴性,查血和脑脊液自身免疫性脑炎抗体(NMDAR、LGI1、CASPR2、GABAbR、AMPAR1、AMPAR2)均为阴性。脑脊液脱落细胞学检查发现有核细胞数较少,可见一些异型细胞增殖浸润,该类细胞大小不一,中等或偏大,类圆、圆形,胞质量丰富或中等,边缘有大小不一的瘤状突起,绒毛样突起,色淡蓝;核大,类圆,偏位,核染色粗糙且分布不均,可见明显核仁(图4-4A)。进一步免疫组织化学染色结果:广谱CK(-)、Syn(-)、S-100(+)、NF-1(-)、NeuN(-)、Vim(+),提示首先考虑神经系统肿瘤来源(图4-4B)。我院复查头颅MRI示延髓、左桥臂、右侧小脑半球、右海马斑片结节状T$_1$WI低信号、T$_2$WI及Flair高信号、DWI弥散不受限,增强后未见异常强化灶,建议必要时做氨基酸PET排除中线区弥漫性胶质瘤可能;脑萎缩样改变,部分性空蝶鞍(图4-5A)。MRS示右小脑半球结节样病灶,代谢轻度活跃,Cho/NAA值为1.33~1.93(图4-5B)。眼眶增强MRI发现左侧视神经增粗,T$_2$WI上信号增高,增强后可见轻度强化(图4-5C)。其他辅助检查,包括甲状腺、腹部脏器、全身浅表及腹膜后淋巴结、妇科B超未见异常。

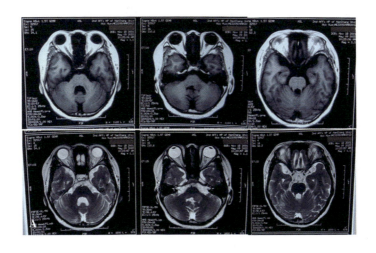

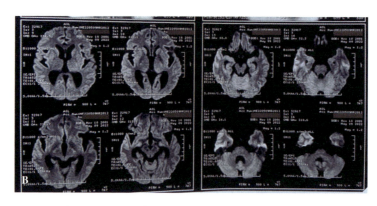

图 4-2 患者 2022 年 5 月复查头颅影像学结果

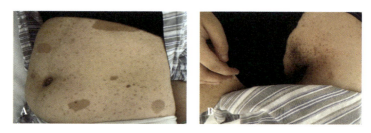

图 4-3 体格检查可见患者皮肤牛奶咖啡斑(A)及腋窝处雀斑样色素沉着(B)

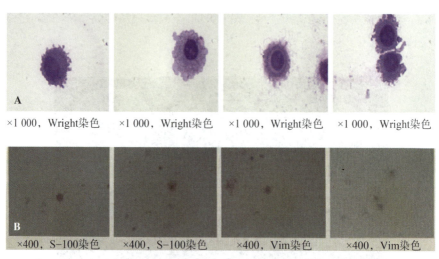

| ×1 000,Wright染色 | ×1 000,Wright染色 | ×1 000,Wright染色 | ×1 000,Wright染色 |
| ×400,S-100染色 | ×400,S-100染色 | ×400,Vim染色 | ×400,Vim染色 |

图 4-4 患者脑脊液脱落细胞可见肿瘤细胞(A)及其免疫组化结果(B)

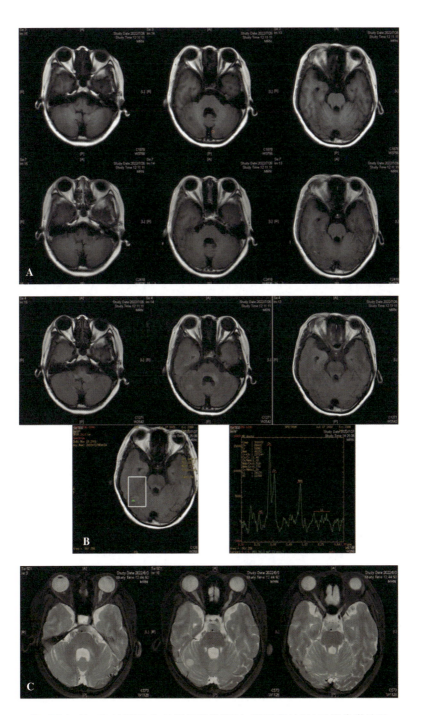

图 4-5　患者 2022 年 7 月复查头颅(A,B)及视神经(C)影像学结果

2. 主要辅助检查

(1) 血常规：Hb 110 g/L↓，MCV 70.5 fl↓，MCH 21.6 pg↓。

(2) 血糖、糖化、肝肾功能、心肌标志物正常范围，甲状腺功能 FT_4 稍高，TPO-Ab、Tg-Ab、TR-Ab 正常。

(3) 钾 3.4 mmol/L↓，PRL 31.70 ng/mL↑，血免疫球蛋白 E 290.40↑，血沉 17 mm/h，CRP 不高，补体不低。

(4) 血尿轻链、免疫固定电泳、ASO、RF、心磷脂抗体、ANA、ANCA 阴性，肝炎、RPR、TSPOT 阴性。

(5) TB 细胞亚群分析（2022 年 7 月 22 日）：$CD4^+/CD8^+$ 1.70，NK 细胞 8.42%↓，$CD3^+CD4^-CD8^+$ 27.31%↑，$CD3^+CD4^+CD8^-$ 46.47%↑，总 T 细胞 75.65%↑，记忆型 B 细胞 9.25%↑，处女型 B 细胞 5.93%，总 B 细胞 15.18%↑，调节性 T 细胞 6.16%，调节性 B 细胞 0.05%↓，浆母细胞 0.11%↓。

(6) 脑脊液：压力 300 mmH_2O，白细胞计数 1×10^6/L，蛋白 286 mg/L，糖 3.4 mmol/L，氯 118 mmol/L。

(7) 头颅增强 MRI：延髓、左桥臂、右侧小脑半球、右海马斑片结节状 T_1WI 低信号、T_2WI 及 Flair 高信号影，DWI 弥散不受限，增强后未见异常强化灶。建议必要时做氨基酸 PET 排除中线区弥漫性胶质瘤可能；脑萎缩样改变，部分性空蝶鞍。

(8) MRS：右小脑半球结节样病灶，MRS 示病灶代谢轻度活跃，Ch/NAA 值：1.33～1.93。

(9) 眼眶增强 MRI：左侧视神经增粗，T_2W 上信号增高；增强后可见轻度强化。

(10) 眼科会诊：双侧视盘水肿。

3. 诊断要点及鉴别诊断

根据本病例中患者的症状、体征及影像学检查，定位诊断于大脑皮层（癫痫发作）、双侧视神经（视力下降、视神经增粗）及小脑、脑干（复视、双侧指鼻欠稳准）。定性：按照"维生素"原则（VITAMINS），定性范围逐步缩小。炎症性疾

病例四
不简单的脱髓鞘病变

病鉴别诊断考虑视神经脊髓炎谱系疾病、多发性硬化、自身免疫性脑炎、急性播散性脑脊髓炎(acute disseminated encephalomyelitis, ADEM)、系统性红斑狼疮、累及中动脉的原发性血管炎如结节性多动脉炎、累及多种类型血管的血管炎如白塞病、仅累及中枢血管的原发性中枢神经系统血管炎等;肿瘤性病因需鉴别胶质瘤病、转移瘤、淋巴瘤等。根据患者病史,既往外院曾考虑自身免疫性(A)(视神经脊髓炎谱系病),但大剂量激素冲击及丙种球蛋白治疗后,症状改善不明显,且入我院后复查脑脊液常规、生化未见明显异常,复查中枢神经系统脱髓鞘抗体阴性、自身免疫性脑炎抗体阴性,提示自身免疫性病因依据不足,脱落细胞学找到肿瘤细胞,目前首先考虑肿瘤性病变。

4. 讨论目的

患者目前诊断尚不明确,外院按照炎症性疾病给予甲泼尼龙冲击及丙种球蛋白治疗,未见明显改善。患者皮肤有咖啡斑,有可疑家族史,脑脊液脱落细胞学阳性且提示神经系统来源肿瘤,讨论是否需进一步完善基因检测及脑活检,以明确遗传性神经系统肿瘤可能。

5. MDT 讨论意见

(1) 影像科:同意可行氨基酸 PET 协助诊断,本次颅内发现 4 个病灶(小脑、脑干、极后区、海马区),结合临床表现诊断 1 型神经纤维瘤病(neurofibromatosis type 1,NF1)可能性大,此病多伴有视神经损害、颅内胶质瘤、牛奶咖啡斑等。基因诊断很重要。可仔细查体寻找皮下结节,通过 MR 寻找丛状皮下神经纤维瘤的证据。

(2) 神经外科:目前考虑 NF1 可能性大,建议右侧小脑病灶活检。若有条件行氨基酸 PET,明确代谢情况为活检制订方案提供参考。若经济条件不佳或者拒绝手术,可待基因报告回复后参加肿瘤 MDT 讨论,决定是否可直接行放化疗。

(3) 检验科(细胞学):目前酶标提示神经系统来源肿瘤,恶性者可诊断。但因脑脊液细胞数量少,故依然建议脑病灶活检明确诊断。

(4) 神经内科:根据临床病史特点和重要的辅助检查提示视神经脊髓炎诊断不成立,脱髓鞘病不考虑,停用激素等相关治疗,建议创造机会获得病理诊断。加强与患者家属沟通,加强脱水治疗。

(5) 感染科:目前患者暂无感染性疾病相关依据。

根据患者既往临床资料,包括治疗反应和影像学表现,认为目前肿瘤性疾病(尤其是遗传性神经系统肿瘤)可能性大,建议行颅内病灶活检,以明确诊断。

6. 后续诊疗经过

经过 MDT 讨论,将患者转至华山医院西院神经外科,准备行脑活检术,进一步明确诊断。同时,患者基因检测也已送出。手术进行得十分顺利,术中切除了小脑病变组织。术后病理回报:(小脑)少量组织,组织学符合毛细胞型星形细胞瘤,WHO1 级。免疫组化染色结果显示:GFAP(+),Olig2(+),P53(−),ATRX(+),IDH1(−),H3K27ME3(+),H3K27M(−),Ki-67(3%+),FuBP1(+),BRAFV600E(−/+),CD34(血管+),Nestin(部分+),H3G34V(−),NeuN(神经元+)(图 4-6A)。基因结果回报也证实了患者为遗传性神经系统肿瘤(图 4-6B、C):采用 MLPA 技术对神经纤维瘤相关基因进行检测,结果检测到 *NF1* 基因 c.1541_1542del(p.Gln514fs)杂合移码突变,根据 ACMG

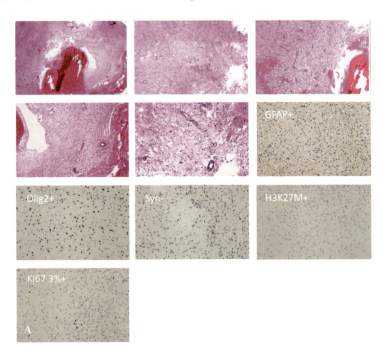

病例四
不简单的脱髓鞘病变

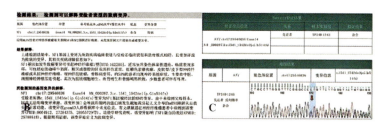

图 4-6 患者脑组织活检病理结果(A)及基因检测结果(B,C)

指南该突变被定义为"致病"。*NF1* 基因如发生致病变异可引起神经纤维瘤 1 型，通常为常染色体显性遗传，临床表现多样，可包括皮肤咖啡牛奶斑，腋区或腹股沟区雀斑样色素痣，虹膜色素错构瘤，皮肤型/皮下型神经纤维瘤或丛状神经纤维瘤，视神经胶质瘤，骨骼病变等。约 50% 的患者出现神经系统症状，主要由中枢、周围神经肿瘤压迫引起，其次为胶质细胞增生、血管增生和骨骼畸形所致，少数患者可伴有耳聋。经过脑活检的病理"金标准"诊断和精准的基因检测，患者的诊断明确。后续患者将转至血液科，采用卡铂+长春新碱（PA）化疗方案，针对颅内毛细胞型星形细胞瘤进行治疗。我们也将持续随访患者预后。

7. 最终诊断

1 型神经纤维瘤病，毛细胞型星形细胞瘤（WHO 1 级）。

8. 相关知识点学习

NF1 旧称为 von Recklinghausen 病，是一种由 *NF1* 基因突变引起的神经系统常染色体显性遗传性疾病。其全球发病率约为 1/3 000，约 50% 患者为家族性遗传突变，其余为散发型突变。NF1 典型的临床症状包括咖啡牛奶斑（cafe-au-lait macules，CALMs）、多发性神经纤维瘤、腋窝或腹股沟雀斑等，其中神经纤维瘤是最为常见和具有特征性的症状之一。该疾病临床症状差异较大，可造成外形损毁及功能障碍，增加肿瘤恶变风险，严重影响患者生活质量，带来沉重的心理和经济负担。

一般情况下，NF1 可以通过体格检查和评估患者家族史来诊断。2021 年，国际神经纤维瘤病诊断标准共识组（I-NF-DC）对1987年制定的NF1诊断标准提出了修正建议，主要加入了基因学诊断，具体为①6个或以上牛奶咖啡斑：在青春期前直径＞5 mm或在青春期后直径＞15 mm；②2个或以上任何类型的神经纤维瘤或1个丛状神经纤维瘤（plexiform neurofibroma，pNF）；③腋窝或腹股沟区雀斑；④视神经胶质瘤（optic pathway glioma，OPG）；⑤裂隙灯检查到2个或以上Lisch结节，或光学相干层析成像（OCT）/近红外（NIR）影像检查到2个或以上的脉络膜异常；⑥特征性骨病变，如蝶骨发育不良、胫骨前外侧弯曲，或长骨假关节生成；⑦在正常组织（如白细胞）中具有等位基因变体分数达50%的致病杂合子NF1变异体。对于无父母患病史者，满足2条或以上临床特征可被诊断为NF1；有父母患病史者，满足1条或以上临床特征可被诊断为NF1；如患者只有CALMs和腋窝或腹股沟区雀斑，需同时考虑Legius综合征的可能性，尤其是双侧色斑患者。

NF1 基因是NF1的致病因素已得到医学界公认，但是 *NF1* 不同突变类型、不同突变位点与NF1患者临床表型之间的相关性一直是医学研究的热点。迄今为止，已发现并鉴定了1 000多种致病性 *NF1* 基因突变，突变类型包括错义、无义、剪接、微缺失、微插入、大片段缺失和大片段插入等。因此，NF1患者的分子遗传学检测建议采用包括分析基因组DNA和RNA及检测全基因或外显子拷贝数变化的方案。一项队列研究通过全面的 *NF1* 突变筛查流程，成功在97%NF1患者中筛查出 *NF1* 突变。随着测序技术的发展，可以选择第2代测序技术对全基因组DNA和RNA进行测序，从而获得包括NF1异常在内的所有信息。

NF1临床特征的出现时间与严重程度因人而异。骨骼异常可包括脊柱侧弯及长骨发育不良，其中脊柱侧弯常出现在6～10岁或青春期早期。个人行为特征可包括认知障碍、注意力缺陷、多动障碍和孤独症谱系障碍，同样多发于儿童期。肿瘤可包括恶性周围神经鞘瘤（malignant peripheral nerve sheath tumor，MPNST）、视路胶质瘤和胶质瘤，前者在30岁左右最常见，但也可发生在任何年龄段。其他罕见特征包括幼年黄色肉芽肿、嗜铬细胞瘤和胃肠道间质瘤。初级医疗保健对于追踪和观察NF1儿童患者的疾病发展情况尤为重要。对于NF1儿童患者，成长的各个阶段都应定期接受各类健康检查及观察，以评估疾病对其健康、个人成长及行为的影响。此外，NF1成人患者每年的健康筛查建议包括以下项目，①乳腺癌：从30岁开始每年1次乳腺X线钼靶摄

病例四
不简单的脱髓鞘病变

影检查,并建议在 30~50 岁期间行乳腺磁共振增强扫描;②嗜铬细胞瘤:对无症状患者不推荐进行嗜铬细胞瘤生化或影像学筛查,但相关研究支持 NF1 患者在手术、妊娠、临产和分娩前筛查嗜铬细胞瘤,因为这些因素可能诱发心血管危象;③脊柱侧弯:每年行脊柱检查,透过 Adam 向前弯曲测试对背部进行临床评估。

评估患者情况时,需鉴别 NF1 与其他相似疾病,包括 Legius 综合征、McCune-Albright 综合征、2 型神经纤维瘤病(neurofibromatosis type 2,NF2)、Noonan 综合征及 CMMR-D 综合征等。基因检测可鉴别 NF1 与其他综合征。众多鉴别诊断中,尤以 Legius 综合征的临床表现最为接近。I‑NF‑DC 的专家为此提出了一套 Legius 综合征的临床标准,具体为:①6 个或以上双侧分布的 CALMs,以及除腋窝或腹股沟区雀斑外无其他 NF1 相关的诊断标准;②在正常组织如白细胞中具有等位基因变体分数达 50% 的致病杂合子 SPRED1 变异体。无父母患病史者具有上述 2 个特征则诊断为 Legius 综合征;若父母符合上述诊断标准,其儿女符合 1 个以上 Legius 综合征特征者,即可诊断为 Legius 综合征。

NF1 的治疗原则主要是针对不同临床表现进行对应的处理。牛奶咖啡斑、雀斑:一般无治疗需要,如出现非典型 CALMs,可咨询相关专科如皮肤科或神经科专家,对于引致美容困扰的斑点,可选择皮肤遮瑕相关技术。皮肤型神经纤维瘤:治疗仅建议用于严重病例,一线治疗包括手术切除及二氧化碳激光消融,电流干燥术用于数量繁多的神经纤维瘤,其他选项包括激光光凝术及射频消融术。pNF:一线治疗以手术切除为主,巨大纤维瘤(瘤体面积>100 cm^2)或较大范围的瘤体切除宜采用术前血管造影栓塞营养动脉,减少术中大出血风险。美国食品药品监督管理局批准用于儿童 pNF 患者的药物司美替尼,其中国 I 期临床试验正在进行中。恶性周围神经鞘瘤:最佳方案为完全手术切除伴肿瘤边缘切除(3 cm 为佳),放疗能提供局部的肿瘤控制,姑息性放疗用于不能完全切除肿瘤的患者。药物治疗包括常用于肉瘤治疗的药物,如阿霉素、小梁替丁、异环磷酰胺、达卡巴嗪和帕唑帕尼,阿霉素-异环磷酰胺联合用药方案疗效颇佳。视神经胶质瘤:少数有显著 OPG 瘤体生长及进展性视力丧失的 NF1 患者需要接受治疗,一线治疗为化疗:长春新碱和卡铂的联合用药,其他化疗选择:卡铂单独用药或卡铂联合以下选用用药(长春花碱、伊立替康、阿瓦斯汀)。骨骼异常:长骨发育不良应多补充维生素 D,营养不良性脊柱侧弯者需要早期积极的矫正手术,蝶骨翼发育不良者需接受 MDT 的手术治疗。

9. 转归

患者目前转入血液科,用PA化疗方案治疗颅内毛细胞型星形细胞瘤,化疗效果将被继续追踪。对于该患者由神经纤维瘤病可能引起的其他临床表现,我们也将进行长期随访关注。

10. 专家点评

本例患者的诊治经过提示了很多信息,经过广大医护人员的努力,患者得到明确诊断,纠正了之前的诊断并制订了合理的方案,我们可以从这一病例中得到很多教训和经验:首先,诊断要从经典的病史—体征—辅助检查顺序入手,循序渐进。诊断依靠定向诊断—定位诊断—鉴别诊断这一思路进行,不能用某项检查代替诊断,要明白常见免疫性疾病的表型特点,理解所有实验室检查的局限性,存在敏感性和特异性这一客观事实。临床诊断中有六大类证据,临床医生要不断争取获得更高级别的诊断证据,尤其是之前诊断存疑的时候。鉴别诊断在整个诊疗过程中不能停止,不应放过任何一个临床信息。最后,MDT在诊断中枢神经系统免疫、感染性或肿瘤性疾病中的地位和作用逐渐显现,在本例患者的诊疗过程中更是体现得淋漓尽致。最关键的几个临床决策都是通过MDT作出的,如病灶活检和后续治疗方案等,希望MDT被更多临床医生接受,在中枢神经系统疾病中发挥更大的作用。

陈教授查房原则之四

六大类证据原则

临床诊断需要收集六大类证据:①解剖学证据如MRI、CT;②功能学证据如脑电图、肌电图和传导速度(1.5类证据:PET/CT);③实验室证据如血清、脑脊液等化验结果;④病理学证据如活检;⑤病原学证据如宏基因组

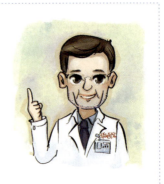

病原体基因测序；⑥遗传学证据如基因检测。

参考文献

[1] DUNNING-DAVIES BM, PARKER AP. Annual review of children with neurofibromatosis type 1 [J]. Arch Dis Child Educ Pract Ed, 2016, 101(2): 102-111.

[2] GUTMANN DH, FERNER RE, LISTERNICK RH, et al. Neurofibromatosis type 1 [J]. Nat Rev Dis Primers, 2017, 3: 17004.

[3] KÉPÉNÉKIAN L, MOGNETTI T, LIFANTE JC, et al. Interest of systematic screening of pheochromocytoma in patients with neurofibromatosis type 1 [J]. Eur J Endocrinol, 2016, 175(4): 335-344.

[4] LEGIUS E, MESSIAEN L, WOLKENSTEIN P, et al. Revised diagnostic criteria for neurofibromatosis type 1 and Legius syndrome: an international consensus recommendation [J]. Genet Med, 2021, 23(8): 1506-1513.

[5] MILLER DT, FREEDENBERG D, SCHORRY E, et al. Health Supervision for Children with Neurofibromatosis Type 1 [J]. Pediatrics, 2019, 143(5): e20190660.

[6] PASMANT E, VIDAUD M, VIDAUD D, et al. Neurofibromatosis type 1: From genotype to phenotype [J]. J Med Genet, 2012, 49(8): 483-489.

[7] PETR EJ, ELSE T. Pheochromocytoma and Paraganglioma in Neurofibromatosis type 1: frequent surgeries and cardiovascular crises indicate the need for screening [J]. Clin Diabetes Endocrinol, 2018, 4: 15.

[8] SABBAGH A, PASMANT E, IMBARD A, et al. NF1 molecular characterization and neurofibromatosis type 1 genotype-phenotype correlation: the French experience [J]. Hum Mutat, 2013, 34(11): 1510-1518.

[9] STEWART DR, KORF BR, NATHANSON KL, et al. Care of adults with neurofibromatosis type 1: a clinical practice resource of the American College of Medical Genetics and Genomics (ACMG) [J]. Genet Med, 2018, 20(7): 671-682.

（整理：李嘉桐　修改：俞海　审核：庄冬晓）

病例五

一例"凶险"的脱髓鞘病变

关键词：中枢神经系统，血管内大 B 细胞淋巴瘤，噬血细胞综合征

1. 病例介绍

患者，男性，58 岁。因"咳嗽、喘息、乏力 2 个月余伴发热 13 天"入院。2022 年 9 月起病，出现干咳，全身乏力，偶有盗汗，伴发热，最高 39.9℃，以午后及夜间为主，有全身酸痛、面部潮红。当地医院行颅脑 MRI 示左侧脑室旁及胼胝体系部急性脑梗死，肺部 CT 提示两肺少许条索、两侧胸膜稍增厚、胆囊炎、脾脏体积稍增大，右肾周脂肪间隙稍模糊。血生化示：总蛋白 49.9 g/L，白蛋白 24.7 g/L，流行性出血热抗体、自身风湿抗体、T-SPOT、G 试验、GM 试验阴性。腰穿：压力 220 mmH$_2$O，常规未见异常，蛋白 1.9 g/L，IgG 185.1 mg/L，巨细胞抗体 IgG 抗体＞1 000。血常规：白细胞计数 3.34×10^9/L，中性粒细胞百分比 52.1%，血红蛋白 93 g/L，血小板计数 113×10^9/L。予抗生素、抗病毒、抗血小板、稳定斑块、改善循环治疗，每日午后仍发热，伴干咳、倦怠不适，2 个月体重下降 5 kg。2022 年 11 月 16 日至华山医院感染科就诊，11 月 24 日复查腰穿：有核细胞计数 6×10^6/L，红细胞计数 1×10^6/L，蛋白 2.36 g/L，葡萄糖 3.15 mmol/L，氯化物 121 mmol/L。11 月 22 日头颅 MRI 平扫＋增强可见颅内多发病变（胼胝体、皮层下等）。11 月 28 日全身 FDG-PET 检查未见显著高代谢的病灶。12 月 1 日骨髓穿刺结果基本正常。2022 年 12 月 1 日华山医院中枢神经系统免疫和感染性疾病 MDT 第 1 次会诊考虑"脑内血管炎可能，血管

病例五
一例"凶险"的脱髓鞘病变

内淋巴瘤不除外"。2022 年 12 月 6 日转入神经内科,排除禁忌并与家属充分沟通后,予甲泼尼龙静脉冲击治疗(500 mg×3 d,240 mg×3 d,120 mg×3 d),经治疗患者症状明显好转,自觉已接近正常状态,续贯口服泼尼松片 60 mg/d,带药出院。激素减量过程中,患者再次出现言语不利、反应迟钝,右侧肢体无力,进行性加重。2022 年 12 月 28 日复查头颅 MRI:病灶范围较前扩大。2022 年 12 月 29 日华山医院中枢神经系统免疫和感染性疾病 MDT 第 2 次会诊,考虑血管内淋巴瘤不除外,建议激素减量后随访 MRI 变化,可考虑脑活检明确诊断。

2. 主要辅助检查

血常规:白细胞计数 3.34×10^9/L,中性粒细胞百分比 52.1%,血红蛋白 93 g/L,血小板计数 113×10^9/L;C 反应蛋白 109 mg/L ↑。类风湿因子 20.8 IU/mL ↑。血生化:总蛋白 49.9 g/L,白蛋白 24.7 g/L;流行性出血热抗体、自身风湿抗体、T-SPOT、G 试验、GM 试验阴性。第一次腰穿:压力 220 mmH$_2$O,常规正常,蛋白 1.9 g/L,IgG 185.1 mg/L,巨细胞抗体 IgG 抗体 > 1 000。(11 月 24 日)复查腰穿,有核细胞计数 6×10^6/L,红细胞计数 1×10^6/L,蛋白 2.36 g/L,葡萄糖 3.15 mmol/L,氯化物 121 mmol/L。

(2022 年 9 月)肺 CT 提示两肺少许条索、两侧胸膜稍增厚、胆囊炎、脾脏体积稍增大,右肾周脂肪间隙稍模糊。

(2022 年 9 月)当地医院颅脑 MRI:左侧脑室旁及胼胝体系部急性脑梗死。

(2022 年 11 月 20 日)头颅 CT:双侧额顶叶、侧脑室旁多发低密度灶,建议结合 MRI。

(2022 年 11 月 22 日)头颅 MRI 平扫+增强:两侧额叶、左侧脑室旁、胼胝体压部多发异常信号;考虑白质脱髓鞘病变可能(近期发生)。

(2022 年 11 月 28 日)MRS:T$_2$WI 见左侧脑室旁斑片状高信号。MRS 显示 NAA 峰未见降低,CHO 峰无明显升高。CHO/NAA 比值 1.24。头颅 MRS 提示左侧脑室旁异常信号区未见明显代谢增高。

(2022 年 11 月 28 日)全身 FDG-PET/CT(图 5-1):①左侧额叶深部软化灶 FDG 未见异常增高,建议结合临床表现及其他相关影像学检查(如增强 MRI)。②双肾皮质 FDG 代谢弥漫性轻度增高,建议肾功能检查。③双肺良性结节,建议随诊,双肺少许轻度慢性炎症,心包少量积液,双侧胸腔少量积液。④肝脏脂肪浸润,胆囊多发结石。⑤锥体退行性变。

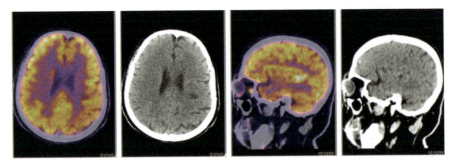

图 5-1 2022 年 11 月 28 日全身 FDG-PET/CT(局部)

(2022 年 12 月 1 日)骨髓活检示 4~5 个髓腔,造血细胞约占 50%,三系细胞形态及酶标未见明显异常,见有少量成熟粒细胞及个别浆细胞,粒红比例正常,巨核细胞 4~5/HP。

(2022 年 12 月 28 日)头颅 MRI:病灶范围较前扩大(报告未见)。

(2023 年 1 月 7 日)头颅 MRI(图 5-2):左侧额叶、胼胝体膝部及胼胝体压部、半卵圆区多发异常信号影,结合病史,考虑中枢神经系统脱髓鞘病变可能,较前进展,两侧额叶、右侧半卵圆中心少许腔隙性脑梗死。

3. 病史总结

(1) 男性,58 岁,亚急性起病,进行性加重。

(2) 咳嗽、喘息、乏力 2 个月余伴发热 13 天。

(3) 查体:神志嗜睡,右侧肌力减退、右侧病理征阳性。

(4) 脑脊液:细胞数正常,蛋白含量明显升高(1.9 g/L,2.36 g/L),糖和氯化物正常。

(5) 头颅 MRI:左侧额叶、胼胝体膝部及胼胝体压部、半卵圆区多发异常信号影,DWI 高信号。

(6) PET/CT:左侧额叶深部软化灶 FDG 未见异常增高。

(7) 骨髓活检:基本正常。

(8) 激素冲击治疗后,症状明显好转,但很快反复,颅内病灶增大。

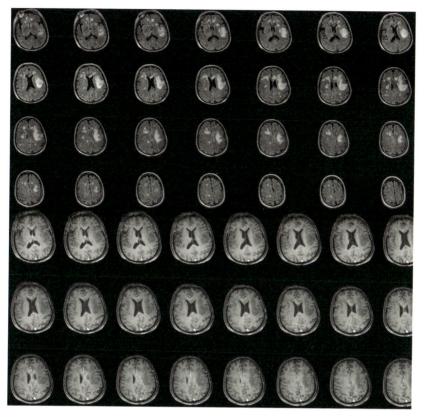

🎧 图 5-2 2023 年 1 月头颅 T_2 FLAIR 扫描和头颅 MR 增强

4. 诊断要点及鉴别诊断

根据体征定位于左侧皮质脊髓束、脑干上行网状激活系统。定性：优先考虑"血管性、自身免疫性、肿瘤性"。

（1）炎症性疾病：急性播散性脑脊髓炎、系统性红斑狼疮、累及中动脉的原发性血管炎如结节性多动脉炎、累及多种类型血管的血管炎如白塞病、仅累及中枢血管的原发性中枢神经系统血管炎。血管性疾病：大动脉狭窄、线粒体脑病、宾斯旺格（Binswanger）病、常染色体显性遗传病合并皮质下梗死和白质脑病（CADASIL）。

（2）肉芽肿性疾病：结节病、Wegener 肉芽肿、淋巴瘤样肉芽肿病。

（3）感染性疾病：单纯疱疹病毒性脑炎、神经 Lyme 病、神经梅毒、进行性多病灶脑白质病、脑寄生虫病等。

(4) 肿瘤性疾病:胶质瘤病、转移瘤、淋巴瘤等。

5. 讨论目的

患者目前诊断不明,按照免疫性疾病治疗有效,但很快反复,需要制订下一步诊断和治疗方案。

6. MDT 讨论意见

(1) 2022 年 12 月 1 日第 1 次 MDT 讨论意见。

1) 影像科:患者头颅 MRI 和 CT 检查发现左侧侧脑室前角旁、半卵圆中心、胼胝体压部多发斑片状异常信号,局部弥散受限,增强后未见明显异常强化,SWI 局部点状、串珠状异常低信号。胸部 CT 双下肺背侧条带状异常密度,可见胸膜下线,提示肺间质病变可能。综上,考虑脑内血管炎可能,血管内淋巴瘤不除外,建议做胸部高分辨率 CT。

2) 神经内科:可以转神经内科继续诊治,激素治疗。

3) 感染科:目前暂无感染相关证据。

4) 神经外科:考虑先内科诊治。

(2) 2022 年 12 月 29 日第 2 次 MDT 讨论意见。

1) 影像科:2022 年 11 月 2 日、11 月 22 日、12 月 28 日动态 MRI 显示左侧额叶、右侧放射冠、胼胝体膝部和压部多发 FLAIR、DWI 异常高信号,进行性进展,范围扩大,增强未见明显强化,小脑和脑干未累及,考虑血管内淋巴瘤不除外,建议随访 MRS 及 ASL。

2) 神经外科:建议激素减量后随访 MRI 变化,激素 6 片(12 月 29 日)、3 片(2023 年 1 月 3 日)、1 片(1 月 7 日),复查 MRI 平扫+增强(1 月 12~15 日)。

3) 感染科:目前暂无感染证据。

4) 神经内科:可考虑寻找病理证据,明确诊断。

(3) 2023 年 1 月 12 日第 3 次 MDT 讨论意见:

1) 影像科:2022 年 11 月 2 日、11 月 22 日、12 月 28 日动态 MRI 显示左侧额叶、右侧放射冠、胼胝体膝部和压部多发 FLAIR、DWI 异常高信号,进行性进展,增强未见明显强化,考虑 IVL 不除外,复查 MRS 提示代谢活跃,

CHO/NAA=2.12～4.8。

2)感染科:目前暂无感染证据。

3)神经外科、神经内科:建议活检,寻找病理证据,明确诊断。

7. 后续诊疗经过

患者于2023年1月13日入住华山医院西院,GCS E3M3～4V2～3,左侧肢体Ⅴ级,右侧Ⅲ级,病理征右侧阳性。

2023年1月16日于神经外科行颅内病灶活检术,术后病理示:(左额)少量组织,结合形态及免疫组化,血管内B细胞淋巴瘤不能除外。

巨检:①灰白碎组织直径0.7 cm。②灰白碎组织直径0.6 cm。③灰白碎组织直径0.8 cm。镜检:送检1号、2号破碎脑组织胶质增生,少量小血管内及个别小血管周围见B细胞标记阳性的淋巴细胞簇状聚集、核增大、轻度异型,散在少量反应性小T细胞(图5-3)。免疫组化结果:CD20(小血管内簇＋)(图5-4),CD79a(小血管内簇＋),CD3(散在少量＋),CD10(－),PAX-5(小血管内簇＋)。Bcl-6(个别阳性),MUM-1(个别阳性),CD19(小血管内簇＋),Ki-67(小血管内簇＋)(图5-5),Bcl-2(小血管内簇＋),C-myc(－),CD2(散少＋),CD5(散少＋),CD68(散少＋),MBP(＋),NF(＋),LCA(小血管内簇＋)。

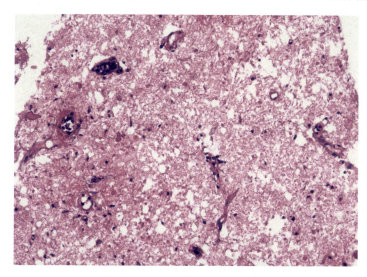

图5-3 活检病理(HE染色)

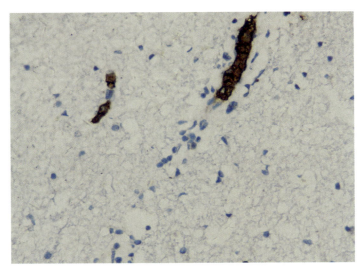

◎ 图5-4 活检病理(免疫组化 CD20$^+$)

注：血管内见簇状聚集、异形 B 细胞。

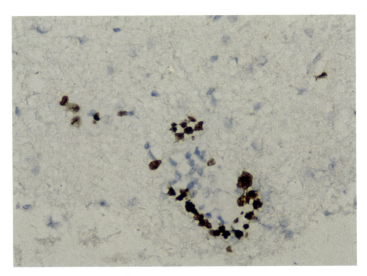

◎ 图5-5 活检病理

注：免疫组化 Ki-67 血管内成簇状阳性。

术后第5天(2023年1月21日)血氧下降至88%，胸部 CT 提示双侧胸腔积液，转 ICU 治疗，开始全脑抢救性放疗，26Gy/13Fx。放疗3次后患者症状明显改善，转入普通病房。放疗4~5次时，GCS 改善至 E3M4V3，而后出现发热、腹泻、三系下降，出现噬血综合征表现。予以升白、输注血小板等对症处理，

病例五
一例"凶险"的脱髓鞘病变

2023年2月21日凌晨突发休克,氧饱和度测不出,抢救无效,宣告死亡。

8. 最终诊断

血管内大B细胞淋巴瘤。

9. 相关知识点学习

血管内大B细胞淋巴瘤(intravascular large B cell lymphoma,IVLBCL)是一种特殊类型的结外大B细胞淋巴瘤,可累及所有血管,淋巴瘤细胞多局限于中小血管的血管腔内,毛细血管累及多见,大动脉和静脉罕见,多侵犯骨髓和实质性脏器,淋巴结侵犯少见。发病年龄:13~85岁,中位年龄67岁,发病率为0.095/10万,男女比例为1.1:1,发病率和临床表现有一定的东西方地域特征。

临床分型为经典型(classical variant)、皮肤型(cutaneous variant)、噬血细胞综合征相关型(hemophagocytic syndrome-associated variant)。

(1) 经典型:超过50%的患者有全身症状,不明原因的发热最多见,B症状多见(55%~76%);发热、盗汗、体重减轻,皮肤累及者40%,神经系统累及者35%,但局限的中枢神经系统(CNS)累及少见。缺血病灶多见,感觉/运动障碍、脑(脊)膜神经根炎、无力、失语/构音障碍、偏瘫、癫痫发作、肌阵挛等,内分泌器官累及者表现更多样。

(2) 噬血细胞综合征相关型:亚洲多见,或称亚洲型,超过75%的患者骨髓累及、发热、肝脾大、血小板减少,骨髓或外周血涂片可见噬血细胞,中位总生存期(overall survival,OS):2~8个月,预后很差。

(3) 皮肤型:皮肤的单发或多发病灶,西方多见,均见于女性,不伴有血细胞减少,中位发病年龄59岁,预后较好,3年OS:56%±16%。本例讨论的患者分别属于经典型和噬血细胞综合征型。

IVLBCL诊断需要病理确诊,形态学提示肿瘤细胞局限于累及部位的中小血管腔内,血管外侵犯较少,可见微血栓、出血、坏死。肿瘤细胞核体积大,可见核仁或有丝分裂象,骨髓、肝脾等可见窦间隙侵犯。细胞免疫表型是鉴别诊断的重要依据,肿瘤细胞表达 CD20$^+$、CD5$^+$、CD10$^+$、CD10$^-$/MUM1$^+$。细胞遗传学可查询资料少,文献报告了染色体易位 t(14;18),并报告了 *BCL2* 基因在18q21区域的串联三倍化、一例病例报告了其他染色体易位t(11;22)(q23;q11),但这种异常是结构性的,似乎与肿瘤细胞无关。分子生物学方面,一项针对性的二代测序研究显示,*MYD88 L265P* 和 *CD79b Y196* 突变分别发生在44%和26%的淋巴瘤患者中。肿瘤细胞缺少黏附分子表达,血管内皮细胞缺少黏附配体表达,最终导致肿瘤细胞存在于血管内。临床上根据Ann Arbor分期系统提示,IE期(Ⅰ期合并淋巴结外受累)占40%(多为皮肤型),其他60%几乎都为Ⅳ期,最常见的受累器官是皮肤、中枢神经系统、骨髓、肝脏和脾脏,临床症状多样,所以这个疾病还有"变色龙(chameleon)"的外号。诊断的手段包括PET/CT、头颅MRI、骨髓活检等,骨髓活检起到诊断和分期的双重作用。

治疗首选环磷酰胺、多柔比星(阿霉素)、长春新碱、泼尼松(CHOP)方案,接受CHOP治疗的IVLBCL患者的总有效率为59%;33%的人在西方国家有3年的OS。55例日本噬血细胞相关IVLBCL患者的结果较差,因为肿瘤高表达CD20标记,需要重视CD20单抗(利妥昔单抗)的作用,加入利妥昔单抗的R-CHOP方案完全缓解率为88%,总有效率为91%,3年OS 81%,5年OS 46.4%。皮肤型可以考虑单独放疗,其他类型放疗仅用于改善症状。需要重视中枢神经系统的保护,包含具有更好的中枢神经系统生物利用度药物的方案,例如,加用大剂量甲氨蝶呤(MTX)可能成为一种可行的方案。在一项回顾性研究中,与R-CHOP治疗相比,自体干细胞移植显示出临床改善。考虑到年龄问题,该方案可应用人群并不大。新药靶向治疗(如PD-1等)还需要探索,需要国际合作研究。

10. 转归

患者诊断明确后,到放射治疗中心行挽救性放疗,放疗初期症状一度好转,但是后续出现噬血细胞综合征,病情凶险、快速进展,最后多器官功能衰竭致死亡。

11. 专家点评

本例患者诊断十分困难,就诊初期遵循"以治疗为导向的诊断"原则,给予激素冲击治疗,患者症状曾一度明显好转,但随激素减量,出现症状反复、病灶增大,华山医院中枢神经系统免疫和感染性疾病 MDT 的决定是至关重要的,精准完成脑活检,取得病理证据,明确诊断为"血管内大 B 细胞淋巴瘤"。本例患者初期表现为经典型,在治疗过程中出现噬血细胞综合征,病情急转直下,提醒我们遇到类似病例时,需要合理选择治疗方案,如放疗、化疗或靶向治疗,可能需要多学科会诊,并及时做好病情告知。

陈教授查房原则之五

年龄、性别原则

即疾病诊断根据患者的年龄、性别给出。例如,脑血管疾病多见于高龄男性,视神经脊髓炎谱系病多见于青壮年东方女性,不要轻易诊断这些流行病学特点之外的患者。

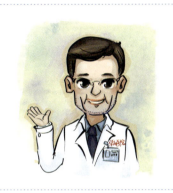

参考文献

[1] GESCHWIND MD, HAMAN A, MILLER BL, et al. Rapidly progressive dementia [J]. Neurol Clin, 2007, 25(3):783-807.

[2] PONZONI M, CAMPO E, NAKAMURA S, et al. Intravascular large B-cell lymphoma: A chameleon with multiple faces and many masks [J]. Blood, 2018, 132(15):1561-1567.

[3] WILLIAMS T, HOULDEN H, MURPHY E, et al. How to diagnose difficult white matter disorders [J]. Pract Neurol, 2020, 20(4):280-286.

(整理者:李丹　审核:俞海　陈向军)

病例六

诊断视神经脊髓炎谱系疾病的"拼图"

关键词：青年女性，脊髓炎，视神经，手术，AQP4 阳性

1. 病例介绍

患者，女性，35 岁，既往体健。因"背痛伴右手麻木 6 个月，左眼视物模糊 7 天"入院。起病时出现右肩胛区胀痛，呈阵发性，有触摸痛，翻身及费力时加重，当地诊所予以口服止痛药物等处理，症状持续 2 天后好转。起病 3 个月后患者右肩胛区再次出现疼痛，伴右手小指尖麻木，呈持续性，疼痛严重时大汗，影响睡眠，无躯干麻木及束带感。疼痛持续不缓解，遂至当地医院就诊，完善颈髓 MRI 提示：C3~7 脊髓水肿信号，炎症可能，星形细胞瘤不除外。予以甘露醇及激素治疗，疼痛稍好转。起病 4 个月后，行全麻下颈髓病损切除术。术后病理：少量脊髓神经组织水肿软化、泡沫状组织细胞形成，小血管增多，伴胶质增生，未见肿瘤细胞。诊断考虑"脊髓炎"，起病 6 个月后突发左眼视力下降，伴左眼球转动痛。外院考虑"视神经炎"，予以激素 400 mg/d(4 d)冲击治疗，好转不明显。随后就诊于华山医院神经内科。经 MDT 会诊，诊断考虑"视神经脊髓炎谱系疾病"，予甲泼尼龙冲击治疗（1 000 mg - 500 mg - 240 mg - 120 mg - 80 mg）及血浆置换 5 次等治疗，患者症状好转，予口服激素减量，门诊随诊。

2. 辅助检验结果

2023年2月10日血常规、肝肾功能、凝血、心肌酶、血糖、糖化血红蛋白等均正常;甲状腺功能及抗体:TSH 0.17,余均正常;类风湿因子 22.4 IU/mL;ENA、ANA、ANCA、抗心磷脂抗体均正常;血沉、CRP、PCT 均正常;新型冠状病毒核酸检测:阴性;艾滋病病毒抗体(anti-HIV)、梅毒反应素试验(RPR)、梅毒螺旋体特异性抗体(发光法):均阴性。

腰穿脑脊液常规如下。潘氏试验:阴性;有核细胞计数 5×10^6/L,颜色:无色,透明度:澄清,红细胞计数 0×10^6/L;脑脊液生化:总蛋白 0.524 g/L,氯化物 122 mmol/L,葡萄糖 4.7 mmol/L(同步血糖 5.9 mmol/L),乳酸 1.95 mmol/L,乳酸脱氢酶 52 mmol/L。

血清及脑脊液 IgG 寡克隆区带:阴性。中枢神经脱髓鞘抗体检测(CBA 法):水通道蛋白(aquaporin-4,AQP4)抗体均阳性(图 6-1、6-2,表 6-1、6-2)。两次定量,2022 年 2 月 9 日 AQP4 IgG 74.8 U/mL(参考范围:≤5 U/mL),2022 年 2 月 15 日 AQP4 IgG 40.4 U/mL(参考范围:≤5 U/mL)。

表 6-1 中枢神经系统脱髓鞘疾病自身抗体 4 项检测结果(1)

抗体	结果	检测方法	参考区间
AQP4 抗体 IgG	阳性 1:100++	CBA	阴性
MOG(髓鞘少突胶质细胞糖蛋白)抗体 IgG	阴性	CBA	阴性
MBP(髓鞘碱性蛋白)抗体 IgG	阴性	CBA	阴性
GFAP(胶质纤维酸性蛋白)抗体 IgG	阴性	CBA	阴性

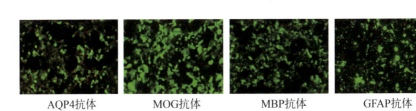

图 6-1 血清脱髓鞘抗体报告 AQP4 抗体阳性(1:100)

表6-2 中枢神经系统脱髓鞘疾病自身抗体4项检测结果(2)

抗体	结果	检测方法	参考区间
AQP4抗体IgG	阳性1∶10+	CBA	阴性
MOG(髓鞘少突胶质细胞糖蛋白)抗体IgG	阴性	CBA	阴性
MBP(髓鞘碱性蛋白)抗体IgG	阴性	CBA	阴性
GFAP(胶质纤维酸性蛋白)抗体IgG	阴性	CBA	阴性

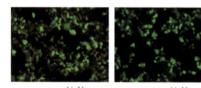
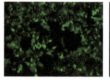
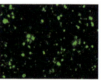

AQP4抗体　　　　MOG抗体　　　　MBP抗体　　　　GFAP抗体

图6-2　脑脊液脱髓鞘抗体报告AQP4抗体阳性(1∶10)

脑脊液细胞学：淋巴细胞增生，可见少量单核巨噬细胞，未见恶性肿瘤细胞证据，请结合临床综合判断。有核细胞4，成熟红细胞0～1，单核巨噬细胞5，成熟淋巴细胞95，肿瘤细胞未查见，真菌未查见，细菌未查见，寄生虫未查见。

TB细胞亚群(2022年12月)：总B细胞10.61，记忆B细胞5.73。

头颅MR：双侧额叶、侧脑室旁少许缺血灶，结合临床随诊；右侧下鼻甲肥厚。

B超：未见异常肿大淋巴结。

胸部CT：双侧叶间裂、双肺上叶及右肺下叶良性增殖灶，双侧胸膜下间质性改变。

眼眶MRI平扫+增强：左侧视神经较右侧稍增粗，增强后可见不均匀强化，左侧视神经炎可能。

眼底照片：左侧视盘苍白；测眼压正常。

颈椎MRI平扫：颈椎反弓，C4/5～C6/7椎间盘向后突出，C4～C7椎体水平颈髓内占位。

颈椎MRI增强(图6-3)：C4～C7椎体水平颈髓内占位，考虑胶质瘤可能，请结合临床；C4/5～C6/7椎间盘轻度突出；颈椎反弓。

蛋氨酸PET/CT(图6-4)：平C5～C6颈髓局灶性FET代谢不均匀，轻度

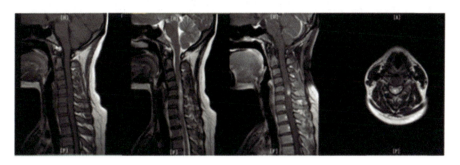

◎ 图6-3 颈椎MRI

异常增高,结合病变,考虑为低代谢肿瘤可能。

肌电图,VEP:左侧视觉诱发电位P100未引出,右侧正常范围。SEP、BAEP正常范围。

全麻下行C4~C7颈髓病灶穿刺活检术。术后病理,巨检:灰白碎组织直径0.3 cm。镜检(图6-5):少量脊髓神经组织,水肿软化、泡沫状组织细胞形成,小血管增多,伴胶质细胞增生。免疫组化(图6-6):LCA(个别+),CD3(个别+),CD20(-),KP-1(+),NF(+),MBP(+/-),SMA(血管+)。免疫组化结果:GFAP(+),Olig2(个别+),P53(-),ATRX(+),IDH1(-),H3K27ME3(+),H3K27M(-),Ki-67(3%+),FuBP1(+),BRAFV600E(-),CD34(血管+),Nestin(少+),H3G34R(-)。病理诊断:(C4~C7颈髓)送检少量脊髓神经组织,水肿软化、泡沫状组织细胞形成,小血管增多,伴胶质增生,请结合临床综合考虑。

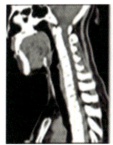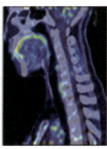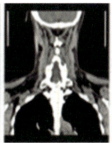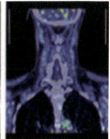

◎ 图6-4 MET-PET

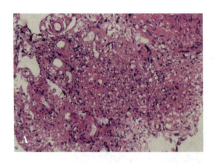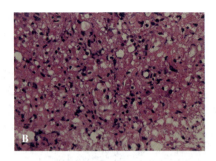

图6-5 颈髓病理镜下×20(A)及×40(B)结果

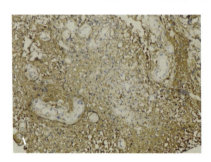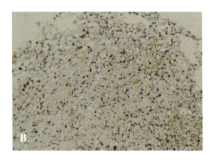

图6-6 颈髓病理免疫组织化学GFAP-20(A)及KP1-20(B)结果

影像学总结:C4～C7椎体水平颈髓内占位,C4/5～C6/7椎间盘轻度突出。表现为颈髓4节段连续异常信号,有强化。左侧视神经较右侧稍增粗,增强后可见不均匀强化。

3. 入院查体

神志清楚,粗测右眼视力正常,左眼20 cm数指,眼球活动自如,双侧直径约3 mm,对光反射灵敏,左眼相对性瞳孔传入障碍,语利,伸舌居中,双侧鼻唇沟对称,颈软,四肢肌力5级,四肢肌张力正常,右侧上下肢震动觉减退,右侧膝反射(+++),右Chaddock(+),右、左巴氏征阴性,双侧克氏征阴性。

4. 病史总结

(1) 女性,35岁,急性或亚急性起病,病程反复。
(2) 背痛伴右手麻木6个月,左眼视物模糊7天。

(3) 查体：左眼视力下降，右侧病理征阳性，右侧肢体深感觉障碍。

(4) 脑脊液：有核细胞计数 $5×10^6/L$，蛋白 0.524 g/L，氯化物 122 mmol/L，葡萄糖 4.7 mmol/L，OCB 阴性。血及脑脊液 AQP4（＋）。

(5) 颈髓 MRI 平扫＋增强：C4～C7 椎体水平颈髓内纵向延伸的异常信号。

(6) 眼眶 MRI 平扫＋增强：左侧视神经较右侧稍增粗，增强后可见不均匀强化，考虑左侧视神经炎可能。

(7) 脊髓活检病理诊断：(C4～C7 颈髓)送检少量脊髓神经组织，水肿软化、泡沫状组织细胞形成，小血管增多，伴胶质增生。

(8) 激素及血浆治疗症状有好转。

5. 诊断要点及鉴别诊断

根据患者左眼视力下降、右侧深感觉障碍的体征定位于左侧视神经，右侧脊髓丘脑束。根据影像学定位：颈髓 4～7，左侧视神经。定性：按照"维生素"(VITAMINS)原则定性范围逐步缩小：V(血管性)，I(感染性)，T(外伤性)，A(自身免疫性)，M(代谢、中毒)，I(特发、遗传性)，N(肿瘤性)，S(心理性)中优先考虑 A、T、N，虽然病灶多次 MRI 提示肿瘤性，但病理活检提示胶质细胞增生，无脱髓鞘改变。逐渐浮现的新症状——视神经炎表现让反复的病情似乎突然明朗，AQP4 抗体阳性反应的出现让疾病治疗出现可能。鉴别诊断思路：①肿瘤及副肿瘤相关疾病：脊髓胶质瘤、淋巴瘤、脊髓副肿瘤综合征等；②颅底畸形、脊髓压迫症；③CNS 炎性脱髓鞘病：MOGAD、多发性硬化(multiple sclerosis，MS)等；④系统性疾病：干燥综合征、系统性血管炎；⑤血管性疾病：缺血性视神经病、脑小血管病、脊髓硬脊膜动静脉瘘、脊髓血管畸形、亚急性坏死性脊髓病等；⑥感染性疾病：结核、艾滋病、梅毒、布氏杆菌感染、热带痉挛性截瘫等；⑦代谢中毒性疾病：中毒性视神经病、亚急性联合变性、肝性脊髓病等；⑧遗传性疾病：Leber 遗传性视神经病变、遗传性痉挛性截瘫等。

6. 讨论目的

患者临床表现为视神经炎＋脊髓炎，颈髓纵向长节段病变，AQP4 抗体阳性,临床表型符合视神经脊髓炎。但患者 MRI 提示颈髓胶质瘤可能,病理提示胶质细胞增生,未见脱髓鞘改变。目前诊断不明,需要制订下一步诊断和治疗方案。

7. MDT 讨论意见

根据患者视神经炎、脊髓炎表现,颈髓纵向延伸的长节段异常信号,结合 AQP4 抗体阳性及患者干眼症情况,临床上诊断可以考虑为视神经脊髓炎谱系疾病(neuromyelitis optica spectrum disorders, NMOSD)。但根据患者的病理可以推断为这个病吗?

NMOSD 病理表现有明显的脱髓鞘和炎症累及多个脊髓节段和视神经,伴有星形胶质细胞死亡、轴突丢失、血管周围淋巴细胞浸润等表现。该患者脊髓病理可见神经组织水肿软化、泡沫状组织细胞形成、小血管增多并伴胶质细胞增生,免疫组化结果 GFAP(＋)、KP-1(＋),提示有星形胶质细胞损伤。在血脑屏障的星形胶质细胞足突中 AQP4 大量存在,并高度聚集于脊髓灰质、中脑导水管周围和脑室周围。在 NMOSD 病变中,AQP4 表达缺失与脱髓鞘的阶段无关。

综上,患者诊断为 NMOSD 准确性很高,立即予免疫治疗挽救视力、改善脊髓病损。

8. 后续诊疗经过

在本例患者的就诊过程中,本次 MDT 的决定是一个转折点。理清患者病程路线,总结临床表型,抓住责任抗体,不纠结于模棱两可的病理结果及肿瘤的影像学结论,明确诊断为治疗指明了方向。予甲泼尼龙冲击治疗(1 000 mg - 500 mg - 240 mg - 120 mg - 80 mg)及血浆置换 5 次等急性期治疗。出院 1 个月后门诊随诊,评估使用单抗类药物维持期治疗。

9. 最终诊断

视神经脊髓炎谱系疾病,干眼症,椎间盘突出。

10. 相关知识点学习

视神经脊髓炎谱系疾病是一种主要累及青壮年人群，高复发、高致残性的中枢神经系统炎性脱髓鞘病，其发病机制主要与 AQP4 抗体相关，是不同于 MS 的独立疾病实体。NMOSD 好发于青壮年，女性居多，临床上多以严重的视神经炎（opticneuritis，ON）和纵向延伸的长节段横贯性脊髓炎（longitudinally extensive transverse myelitis，LETM）为主要临床特征，需要早诊断及长期预防复发治疗。

(1) 发病机制：

1) 神经病理学：NMOSD 的病理学有明显的脱髓鞘和炎症累及多个脊髓节段和视神经，伴有星形胶质细胞死亡、轴突丢失、血管周围淋巴细胞浸润和血管增生。NMOSD 的坏死和空洞通常既累及灰质也累及白质。NMOSD 的尸检神经病理学特点是非常严重的脊髓坏死性病变，而非不完全脱髓鞘。这可能是因为 AQP4 受体主要分布在星形胶质细胞而不是少突胶质细胞中。

2) 自身免疫性发病机制：NMOSD 的病理生理学主要由体液免疫介导。一些证据支持 NMOSD 具有自身免疫性发病机制。最重要的是发现了 NMOSD 特异性自身抗体，最初称为 NMO－IgG 抗体，现在称为 AQP4 抗体（AQP4－IgG）。

3) 星形胶质细胞病变：NMOSD 的炎症反应主要累及星形胶质细胞，引起免疫介导的炎症和继发性脱髓鞘。AQP4 抗体起到了关键作用。研究显示，在 NMOSD 临床发作最严重时，血清 AQP4 自身抗体滴度与长节段脊髓病变的长度相关。此外，几项研究显示，血清抗 AQP4 抗体滴度与临床疾病活动度相关，在免疫治疗后下降，并在缓解期保持低水平；不过通常不用作治疗期间的疗效指标。可能因为抗体滴度变化相对滞后。

(2) 临床表现：NMOSD 有 6 组常见临床综合征：视神经炎、急性脊髓炎、极后区综合征、急性脑干综合征、急性间脑综合征和大脑综合征，其中前三组为临床综合征更为重要；同时具有与之相对应的影像学特征性表现。具体见表 6－3。

表 6-3 NMOSD 的临床与 MRI 影像特征

临床表现	临床表现	MRI 影像特征
视神经炎（ON）	急性起病,迅速达峰。多为双眼同时或相继发病,伴有眼痛,视功能受损,程度多严重:视野缺损,视力明显下降,严重者仅留光感甚至失明	眼眶 MRI:病变节段多＞1/2 视神经长度,视交叉易受累。急性期视神经增粗、强化,可合并视神经周围组织强化。缓解期视神经萎缩、变细,形成双轨征。也可以为阴性
急性脊髓炎	急性起病,多出现明显感觉、运动及尿便障碍。多有根性疼痛,颈髓后索受累可出现 Lhermitte 征。严重者可表现为截瘫或四肢瘫,甚至呼吸肌麻痹。恢复期易残留较长时期痛性或非痛性痉挛、瘙痒、尿便障碍等	脊髓病变长度多超过 3 个椎体节段,甚至可累及全脊髓。轴位多为横贯性,累及脊髓中央灰质和部分白质,呈圆形或 H 型,脊髓后索易受累。少数病变可小于 2 个椎体节段。急性期病变肿胀明显,可呈亮斑样、斑片样或线样强化,脊膜亦可强化。缓解期长节段病变可转变为间断、不连续信号。部分可有萎缩或空洞形成
极后区综合征	不能用其他原因解释的顽固性呃逆、恶心、呕吐,亦可无临床症状	延髓背侧为主,轴位主要累及极后区域,矢状位呈片状或线状长 T_2 信号,可与颈髓病变相连
急性脑干综合征	头晕、复视、面部感觉障碍、共济失调,亦可无临床症状	脑干背盖部、第四脑室周边、桥小脑脚;病变呈弥漫性、斑片状,边界不清
急性间脑综合征	嗜睡、发作性睡病、体温调节异常、低钠血症等,亦可无临床症状	丘脑、下丘脑、三脑室周边弥漫性病变,边界不清
大脑综合征	意识水平下降、高级皮层功能减退、头痛等,亦可无临床症状	不符合经典 MS 影像特征,幕上病变多位于皮层下白质,呈弥漫云雾状。可以出现点状、泼墨状病变。胼胝体病变纵向可＞1/2 全长,多弥漫,边界模糊。病变可沿锥体束走行,包括基底节、内囊后肢、大脑脚。少部分可为 ADEM 或 TDLs 表现,有轻度占位效应等

注:NMOSD:视神经脊髓炎谱系疾病;ON:视神经炎;ADEM:急性播散性脑脊髓炎;TDLs:肿瘤样脱髓鞘病变。

（3）实验室检查:NMOSD 中 70%～80% 的患者 AQP4 - IgG 阳性。在 AQP4 - IgG 阴性 NMOSD 患者中发现,20%～25% 的患者血清中存在髓鞘少突胶质细胞糖蛋白（myelin oligodendrocyte glyco-protein, MOG）抗体,其临床表现与 NMOSD 存在着一定的异质性。目前,更多学者认为 MOG - IgG 是一种特异性致病抗体,并将其相关疾病命名为 MOG-IgG 相关疾病(MOG-IgG associated disorders,MOGAD),独立于 MS 和 NMOSD。

AQP4-IgG 是具有高度特异性的诊断标志物,特异度高达 90%,灵敏度约 70%。推荐使用基于细胞转染的免疫荧光技术(cell based transfection immunofluorescence assay,CBA)或流式细胞技术进行血清检测。酶联免疫吸附试验(enzyme linked immunosorbent assay,ELISA)较为敏感,但特异度有所降低,不推荐作为确立诊断的检测方法,但纵向监测抗体滴定度对疾病进展和治疗的评估有一定价值。

MOG-IgG 是 MOGAD 的生物诊断标志物,几乎不与 AQP4-IgG 同时阳性,具有重要的鉴别诊断价值。推荐采用 CBA 法对血清 MOG-IgG 进行检测。需要注意的是,一些疾病急性期可表现为一过性 MOG-IgG 阳性,需结合临床进行解读。

约 50% AQP4-IgG 阳性 NMOSD 患者合并其他自身免疫抗体阳性,常见有血清 ANAs、抗 SSA 抗体、抗 SSB 抗体、甲状腺过氧化物酶抗体(TPO)阳性等。神经纤维丝轻链(neurofilament light chain,NfL)作为神经元损伤的生物标志物可在多种疾病中被观察到,尽管其特异度不高,但在动态反映神经元损伤程度上被认为是较好的生物学指标,有利于观察疾病的进展及不可逆性损伤,可以作为 NMOSD 残障进展和治疗评价的生物学指标,同时需要综合如高血压、糖尿病、脑梗死等合并症因素的共同影响。

(4)诊断原则:NMOSD 的诊断原则以"病史+临床症状+影像特征+生物标志物"为基本依据,以 AQP4-IgG 作为分层,并参考其他亚临床及免疫学证据做出诊断,此外还需排除其他疾病可能,详见表 6-4。

表 6-4 NMOSD 诊断标准(IPND,2015)

项目	描述
AQP4-IgG 阳性的 NMOSD 诊断标准	(1)至少 1 项核心临床特征 (2)用可靠的方法检测 AQP4-IgG 阳性(推荐 CBA 法) (3)排除其他诊断
AQP4-IgG 阴性或 AQP4-IgG 未知状态的 NMOSD 诊断标准	(1)在 1 次或多次临床发作中,至少 2 项核心临床特征并满足下列全部条件:①至少 1 项临床核心特征为 ON、急性 LETM 或延髓最后区综合征;②空间多发 2 个或

续 表

项目	描 述
	以上不同的临床核心特征;③满足 MRI 附加条件 (2) 用可靠的方法检测 AQP4-IgG 阴性或未检测 (3) 排除其他诊断
核心临床特征	(1) ON (2) 急性脊髓炎 (3) 极后区综合征,无其他原因能解释的发作性呃逆、恶心、呕吐 (4) 其他脑干综合征 (5) 症状性发作性睡病、间脑综合征,脑 MRI 有 NMOSD 特征性间脑病变 (6) 大脑综合征伴有 NMOSD 特征性大脑病变
AQP4-IgG 阴性或未知状态下的 NMOSD MRI 附加条件	(1) 急性 ON:需脑 MRI 有下列之一表现:①脑 MRI 正常或仅有非特异性白质病变;②视神经长 T_2 信号或 T_1 增强信号≥1/2 视神经长度,或病变累及视交叉 (2) 急性脊髓炎:长脊髓病变≥3 个连续椎体节段,或有脊髓炎病史的患者相应脊髓萎缩≥3 个连续椎体节段 (3) 最后区综合征:延髓背侧/最后区病变 (4) 急性脑干综合征:脑干室管膜周围病变

注:LETM:纵向延伸的长节段横贯性脊髓炎。

(5) 治疗:NMOSD 的治疗分为急性期治疗、序贯治疗(预防复发治疗)、对症治疗和康复治疗。

1) NMOSD 药物治疗原则:NMOSD 任何一次临床发作均有可能带来不可逆性损伤;其残障主要归因于发作后视觉功能缺损的累积。对于 AQP4-IgG 阳性及 AQP4-IgG 阴性复发病程的患者,一经诊断应尽早开始序贯治疗,并坚持长程治疗。

2) NMOSD 治疗药物的选择应在遵循循证证据基础上,结合安全性、有效性及患者意愿进行。长期免疫抑制治疗有增加机会性感染和肿瘤的风险,推荐定期进行安全及有效指标监测,有条件的地区单位可开展免疫抑制剂药物基因筛查及血药浓度监测,做到个体化指导。

3) 急性期治疗目标:减轻急性期症状、缩短病程、改善残疾程度和防治并发症。治疗人群:有客观临床及影像发作证据的急性发作期患者。糖皮质激素(以下简称激素):静脉注射甲泼尼松龙(intravenous methylprednisolone,

病例六
诊断视神经脊髓炎谱系疾病的"拼图"

IVMP)治疗可迅速阻断病情进展,待病情稳定后,遵循先快后慢原则,逐渐阶梯减量,同时需视序贯药物起效时间,最终减至小剂量长期维持或停用。血浆置换(plasma exchange,PE)及免疫吸附(immunoadsorption,IA):PE 的治疗机制是从血液循环中消除病理性 AQP4-IgG 抗体和细胞因子。此外,还可引起抗体再分布的脉冲诱导和随后的免疫调节变化,改变细胞因子平衡和 Fc 受体活化的修饰。对于中重度发作的 NMOSD 患者,早期 PE/IA 或与 IVMP 联合应用对促进长期临床功能残障恢复有益。对高 AQP4-IgG 抗体滴度、重症、视功能损害严重、激素冲击疗效不佳或不耐受 IVMP 患者早期联合或辅助治疗。2024 年 NEMOS 指南已将部分情况下 PE 列入一线治疗。静脉注射人免疫球蛋白(intravenous immunoglobulin,IVIg):对大剂量甲泼尼龙冲击疗效不佳、合并感染、低免疫球蛋白血症及妊娠期患者可选择 IVIg 治疗,但目前认为其对于后续单抗治疗有一定负面影响。

4)序贯治疗目标:预防复发,减少疾病反复发作导致的神经功能障碍累积。治疗人群:适用于 AQP4-IgG 阳性及 AQP4-IgG 未知或阴性但复发病程的 NMOSD 患者。确诊后尽早启动治疗,并坚持长程治疗。治疗药物:分为伊奈利珠单抗(Inebilizumab)、依库珠单抗(Eculizumab)、萨特利珠单抗(satralizumab)、利妥昔单抗、托珠单抗等单克隆抗体药物及吗替麦考酚酯、硫唑嘌呤、氨甲蝶呤、他克莫司等传统免疫抑制剂两大类。可按照循证证据级别及国内药物可及性使用。伊奈利珠单抗是一种人源化抗 CD19 单抗,通过靶向 CD19 分子实现耗竭 B 细胞。其关键临床研究 N-MOmentum 证实了其治疗作用,并获得了 NMOSD(AQP4-IgG 阳性)适应证。萨特利珠单抗:该药是一种人源化 IgG2 亚型重组抗 IL-6R 单克隆抗体,可通过阻断 IL-6R 的信号传导达到抑制淋巴细胞炎症过程的作用。萨特利珠单抗单药或联合传统免疫抑制剂可显著延缓 AQP4-IgG 阳性 NMOSD 患者的疾病复发时间。依库珠单抗是 C5 补体抑制剂,特异性地与 C5 补体蛋白结合,抑制其后的一系列反应,中断补体介导的细胞毒作用。其关键临床研究为 PREVENT。也因此获批 AQP4-IgG 阳性 NMOSD 适应证。利妥昔单抗(RTX):RTX 是一种人鼠嵌合性 CD20 单克隆体,通过 B 细胞耗竭最大程度减少浆细胞继而减少抗体产生,从而减少抗体依赖的细胞介导的细胞毒性作用(antibody dependent cell-mediated cytotoxicity,ADCC)。RTX 能显著减少 NMOSD 的复发和减缓神经功能障碍进展。作为传统免疫抑制剂的代表,吗替麦考酚酯(mycophenolate mofetil，MMF）：MMF 为 T/B 细胞免疫抑制剂，能特异性抑制淋巴细胞嘌呤从头合成途径中次黄嘌呤核苷酸脱氢酶（IMPDH）的活性，因而具有强大的抑制淋巴细胞增殖的作用。MMF 能减少 NMOSD 的复发和减缓神经功能障碍进展。

5）对症治疗。对于缓解患者症状，提高生活质量也十分重要。①痛性痉挛：卡马西平、加巴喷汀、普瑞巴林、巴氯芬等药物。②慢性疼痛、感觉异常：阿米替林、普瑞巴林、选择性 5 - 羟色胺及去甲肾上腺素再摄取抑制剂（SNRI）、去甲肾上腺素能与特异性 5 - 羟色胺能抗抑郁药物（NaSSA）。③顽固性呃逆：巴氯芬。④抑郁焦虑：选择性 5 - 羟色胺再摄取抑制剂（SSRI）、SNRI、NaSSA 类药物及心理治疗。⑤乏力、疲劳：莫达非尼、金刚烷胺、氨吡啶（钾离子通道阻滞剂）。⑥震颤：盐酸苯海索、盐酸阿罗洛尔等药物。⑦膀胱直肠功能障碍：尿失禁可应用丙咪嗪、奥昔布宁、哌唑嗪、盐酸坦索罗辛等；尿潴留应导尿，便秘可用缓泻药，严重者可给予灌肠处理。⑧性功能障碍：改善性功能药物等。⑨认知障碍：胆碱酯酶抑制剂等。⑩肌张力增高：巴氯芬、肉毒素 A。

11. 转归

患者诊断明确后，予积极急性期治疗迅速阻断病情进展，患者症状好转明显，门诊随访计划加用抗 CD20 单抗维持治疗，减少疾病反复发作导致的神经功能障碍累积，我们也将持续随访。

12. 专家点评

本例患者为一例以脊髓病变起病，怀疑脊髓肿瘤的神经免疫病，我科整体诊治思路非常正确，即从第 4 类证据入手，寻找诊断依据，在明确诊断的基础上给予针对性治疗。期间遭遇了创伤性活检手术、治疗效果不佳、病情进展快速等压力及困难，也体现出我们全程近乎闭环的患者管理和一查到底、不言放弃的精神。华山医院中枢神经系统免疫和感染性疾病 MDT 的决定至关重要，为临床医生提供了强大的决策后盾，最终获得确诊，为患者获得最合理治疗提供依据并节约了宝贵的时间。

病例六
诊断视神经脊髓炎谱系疾病的"拼图"

陈教授查房原则之六

责任抗体原则

临床工作中有时会遇到一个患者有多个抗体阳性的情况(如 NMDA、AQP4 抗体等),在纠结诊断时,需要将各种抗体同表型一一对应,哪个才是引起疾病的"责任抗体"? 找到它很重要,因为治疗火力就对着它了。

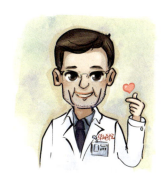

参考文献

[1] CORREALE J, FIOL M. Activation of humoral immunity and eosinophils in neuromyelitis optica [J]. Neurology, 2004, 63:2363.

[2] DEVIC E. Myélite aiguë compliquée de névrite optique [J]. Bull Med (Paris), 1894, 8:1033.

[3] FLANAGAN EP. Neuromyelitis optica spectrum disorder and other non-multiple sclerosis central nervous system inflammatory diseases [J]. Continuum (Minneap Minn), 2019, 25:815.

[4] GAULT F. De la neuromyélite optique aiguë. Thèse. Faculté de Médecine et de Pharmacie, Lyon, Alexand ve Rey, 1894.

[5] GHEZZI A, BERGAMASCHI R, MARTINELLI V, et al. Clinical characteristics, course and prognosis of relapsing Devic's neuromyelitis optica [J]. J Neurol, 2004, 251:47.

[6] HINSON SR, ROMERO MF, POPESCU BF, et al. Molecular outcomes of neuromyelitis optica (NMO)-IgG binding to aquaporin-4 in astrocytes [J]. Proc Natl Acad Sci USA, 2012, 109:1245.

[7] JARIUS S, ABOUL-ENEIN F, WATERS P, et al. Antibody to aquaporin-4 in the long-term course of neuromyelitis optica [J]. Brain, 2008, 131:3072.

[8] JUNG JS, BHAT RV, PRESTON GM, et al. Molecular characterization of an aquaporin cDNA from brain: candidate osmoreceptor and regulator of water balance [J]. Proc Natl Acad Sci U S A, 1994, 91:13052.

[9] KIM SH, KIM W, LI XF, et al. Clinical spectrum of CNS aquaporin-4 autoimmunity [J]. Neurology, 2012, 78:1179.

[10] LENNON VA, KRYZER TJ, PITTOCK SJ, et al. IgG marker of optic-spinal

multiple sclerosis binds to the aquaporin-4 water channel [J]. J Exp Med, 2005, 202:473.
[11] LENNON VA, WINGERCHUK DM, KRYZER TJ, et al. A serum autoantibody marker of neuromyelitis optica: distinction from multiple sclerosis [J]. Lancet, 2004,364:2106.
[12] LUCCHINETTI CF, MANDLER RN, MCGAVERN D, et al. A role for humoral mechanisms in the pathogenesis of Devic's neuromyelitis optica [J]. Brain, 2002, 125:1450.
[13] MANDLER RN, DAVIS LE, JEFFERY DR, et al. Devic's neuromyelitis optica: a clinicopathological study of 8 patients [J]. Ann Neurol, 1993,34:162.
[14] PARRATT JD, PRINEAS JW. Neuromyelitis optica: a demyelinating disease characterized by acute destruction and regeneration of perivascular astrocytes [J]. Mult Scler, 2010,16:1156.
[15] ROEMER SF, PARISI JE, LENNON VA, et al. Pattern-specific loss of aquaporin-4 immunoreactivity distinguishes neuromyelitis optica from multiple sclerosis [J]. Brain, 2007,130:1194.
[16] SELLNER J, BOGGILD M, CLANET M, et al. EFNS guidelines on diagnosis and management of neuromyelitis optica [J]. Eur J Neurol, 2010,17:1019.
[17] TAKAHASHI T, FUJIHARA K, NAKASHIMA I, et al. Anti-aquaporin-4 antibody is involved in the pathogenesis of NMO: a study on antibody titre [J]. Brain, 2007, 130:1235.
[18] TAKAI Y, MISU T, SUZUKI H, et al. Staging of astrocytopathy and complement activation in neuromyelitis optica spectrum disorders [J]. Brain, 2021,144:2401.
[19] TAKANO R, MISU T, TAKAHASHI T, et al. Astrocytic damage is far more severe than demyelination in NMO: a clinical CSF biomarker study [J]. Neurology, 2010,75:208.
[20] WINGERCHUK DM, BANWELL B, BENNETT JL, et al. International consensus diagnostic criteria for neuromyelitis optica spectrum disorders [J]. Neurology, 2015,85:177.
[21] WINGERCHUK DM. Evidence for humoral autoimmunity in neuromyelitis optica [J]. NeurolRes, 2006,28:348.
[22] WINGERCHUK DM, HOGANCAMP WF, O'BRIEN PC, et al. The clinical course of neuromyelitis optica (Devic's syndrome) [J]. Neurology, 1999,53:1107.
[23] WINGERCHUK DM, LENNON VA, LUCCHINETTI CF, et al. The spectrum of neuromyelitis optica [J]. Lancet Neurol, 2007,6:805.

（整理：韦一枝　审核：陈向军）

病例七

当"意识不清"与"视力下降"相遇

关键词：癫痫，视力损害，髓鞘少突胶质细胞糖蛋白，颅内占位，脑活检

1. 病例介绍

患者，女性，29岁。因"发作性意识不清15个月，右眼视力下降7个月"于2023年3月22日至华山医院门诊就诊。起病为头晕、意识不清、摔倒在地，当地急诊就诊时癫痫发作，查头颅CT提示右额叶片状低密度灶，头颅MRI平扫及增强提示右额叶占位(图7-1)，当地医院行右额叶病变切除术，病理结果提示炎性病变，首先考虑炎性脱髓鞘。完善腰穿后出院，出院前2022年1月17日复查头颅MRI：右额叶占位切除术后改变，术区残腔周缘缺血水肿及右侧基底节区少量出血灶(图7-2)。13个月前患者出现左侧肢体无力，左上肢肌力3级，左下肢肌力2级，精神异常，不吃饭，不张嘴，再次住院。2022年2月18日头颅MRI＋DWI＋ASL：右侧额叶术区DWI高信号，胼胝体膝部缺血信号改变，右侧额叶术后，脑内多发大片脑白质FLAIR高信号，右侧额叶低灌注，综合患者2022年1月28日送检髓鞘少突胶质细胞糖蛋白(myelin oligodendrocyte glycoprotein，MOG)抗体阳性，血清1∶1 000，脑脊液1∶10，考虑诊断MOGAD，给予激素冲击＋丙种球蛋白治疗，患者症状明显好转。于2022年3月3日出院，出院口服醋酸泼尼松片60 mg 12片/d，2周减1片，保钾、护胃、补钙，丙戊酸钠抗癫痫。2022年4～6月仍有癫痫发作，约4次，持续数分钟至十余分钟。激素减至4片时，2022年8月出现右眼视力下降，视力0.2，再次给

予激素＋静注人丙种球蛋白治疗,右眼视力恢复至发病前水平,激素再次从 12 片减量。9 月华山医院神经内科门诊就诊,完善了病理切片 MOG 染色,结果如图 7-3。考虑患者 MOGAD 诊断明确,且病情已复发两次,建议加用吗替麦考酚酯、左乙拉西坦。患者因脱发严重,2023 年 1 月自行停用吗替麦考酚酯。2023 年 3 月 22 日华山医院门诊复诊,当地复查头颅 MRI 病灶较前明显缩小(图 7-4),诉右侧髋关节及右侧膝关节疼痛,双侧髋关节 MRI:双股骨头无菌

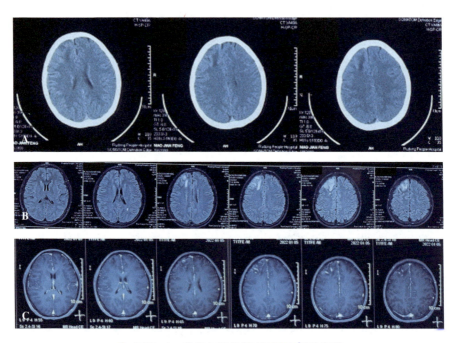

图 7-1 发病初期头颅 CT 及头 MRI 表现

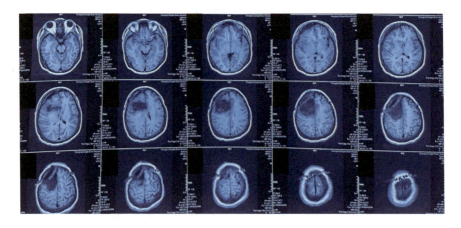

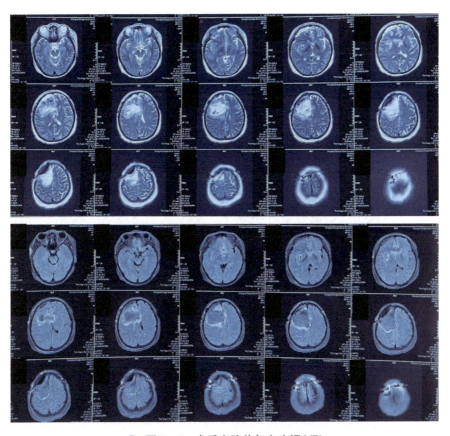

○ 图 7-2　术后出院前复查头颅 MRI

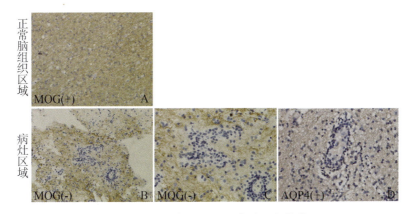

○ 图 7-3　脑组织 MOG 免疫组织化学

注：(A)正常脑组织区域 MOG 染色阳性；(B、C)病灶区域 MOG 染色阴性；(D)病灶区域 AQP4 染色阳性。

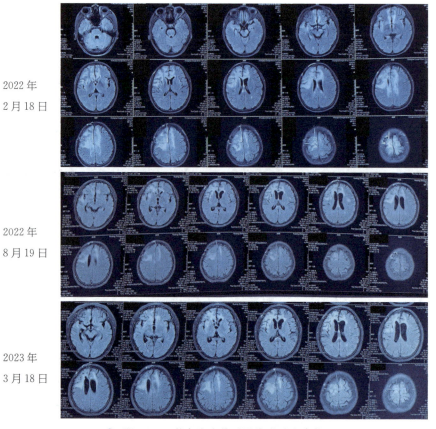

图 7-4 激素治疗前后影像学动态变化

性坏死(右侧为著),右侧关节腔少量积液,骨科会诊,建议避免负重。考虑患者病情尚不稳定,以及出现股骨头坏死情况,建议患者继续口服泼尼松每日 2 片,再次加用吗替麦考酚酯,监测血常规、肝功能,如无异常,2 周后加量至 500 mg 一天两次,门诊随诊。

2. 主要辅助检查结果

血常规、肝肾功能、电解质、DIC、心肌酶谱未见明显异常;肿瘤标志物、糖代谢均正常,肝炎、结核、HIV、梅毒未见异常,血沉 30 mm/h。腰穿脑脊液常规及生化未见明显异常。自身免疫抗体:抗 SSA 抗体/Ro52 阳性。其余均在正常范围内。

头颅 MRI 增强：右额叶异常强化信号，头颅 MRA 未见明显异常。

行开颅额叶病变切除术，术后病理①巨检：灰白脑样组织大小约 5 cm×4 cm×2 cm，切面局部呈灰白色、透明状，局部质地质韧；②镜检：脑组织内见灶性组织细胞聚集，血管周围淋巴细胞套形成，水肿，胶质细胞增生。免疫组化结果，1 号切片：GFAP(＋)，Olig2(＋)，P53(部分弱＋)，ATRX(＋)，IDH1(－)，H3K27ME3(＋)，H3K27M(－)，Ki-67(灶 8%＋)，CIC(＋)，FuBP1(＋)，BRAFV600E(－)，CD34(血管＋)，H3G34V(－)；3 号切片：S100(＋)，CDla(－)，KP1(＋)，IgG4(－)，CD3(部分＋)，CD20(－)，Ki-67(灶 8%＋)，NF(＋)，MBP(灶－)；4 号切片：CD20(少量＋)，CD79a(－)，CD3(部分＋)，PAX-5(－)，CD19(少量＋)，Ki-67(10%＋)，KP1(＋)，S100(＋)，CD34(血管＋)，SMA(血管＋)，GFAP(＋)，NF(＋)，MBP(灶－)。病理诊断：炎性病变，首先考虑炎性脱髓鞘。

3. 目前查体

神清，言语流利，记忆力、计算力可，双侧瞳孔等大等圆，眼球活动正常，双上肢肌力 5 级，双下肢肌力 5 级，四肢肌张力正常，四肢腱反射(＋)，双侧病理征(－)，共济检查未见明显异常。

4. 病史总结

（1）女性，29 岁，复发缓解病程。
（2）发作性意识不清 15 个月，右眼视力下降 7 个月。
（3）激素治疗明显好转，激素减量复发。
（4）MOG 抗体阳性，血清 1∶1000，脑脊液 1∶10。
（5）头颅 MRI：右额叶异常强化信号。
（6）脑组织活检，镜检脑组织内见灶性组织细胞聚集，血管周围淋巴细胞套形成，水肿，胶质增生。病理诊断：炎性病变，首先考虑炎性脱髓鞘。

5. 诊断要点及鉴别诊断

根据体征定位于大脑皮层及视神经。定性：按照"维生素"（VITAMINS）原则定性范围逐步缩小：优先考虑A（自身免疫性）、N（肿瘤性），患者于当地行开颅额叶病灶切除术，病理考虑炎性脱髓鞘病变。完善腰穿及血MOG抗体阳性，考虑MOGAD，给予激素治疗后好转，在激素减量至4片时出现右眼视力下降，再次激素冲击治疗后好转。

鉴别诊断：除与常见的特发性炎性脱髓鞘疾病（idiopathic inflammatory demyelinating disease，IIDDs）如MS和NMOSD进行重点鉴别外，还需要与结核感染、神经梅毒、脊髓亚急性联合变性、Leber遗传性视神经病变、血管炎、神经白塞病、中枢神经系统淋巴瘤、脑胶质瘤病、副肿瘤性神经系统疾病等鉴别，该患者的病理诊断、血清和脑脊液抗体、治疗效果等证据可以协助临床医生明确诊断。

6. 讨论目的

患者目前诊断明确，血＋脑脊液MOG抗体阳性，MOG抗体是否为致病性抗体存在争议，为进一步提高诊断的准确性，对脑组织样本进行MOG免疫组织化学染色，并且患者激素治疗有效。MOGAD患者的脑组织病理学描述是比较罕见的，为此我们组织了MDT讨论下一步治疗方案。

7. MDT意见

（1）神经内科：MOG的病理报告文献中的结论并不一致。一项系统性综述中纳入了6名确诊MOGAD患者的7次脑组织活检结果，表现为斑块样髓鞘丢失，轴突相对保存。脑实质及血管周围均有炎症细胞浸润，主要为T细胞、巨噬细胞或小胶质细胞。但是在这6名患者中，既没有MOG蛋白缺失，也没有少突胶质细胞丢失，这对MOG-IgG是否是本疾病的致病抗体提出了质疑。另一项研究收集了2例MOGAD患者尸检标本，以及22例脑活检中观察到完整的组织病理学特征，病理以静脉周围和融合性白质脱髓鞘共存为主，以

CD4$^+$T 细胞为主,粒细胞浸润为主的炎症反应,活动性白质病变均存在补体沉积,但未观察到 MOG 的丢失。邱伟教授团队报道的 2 例 MOGAD 患者活检标本神经病理结果中,HE 染色提示广泛的血管周围和实质炎症细胞堆积,LFB 染色显示严重的脱髓鞘病变。免疫组织化学提示炎症细胞浸润并含有大量 CD4$^+$ 和 CD8$^+$ T 细胞,以及大量 CD163$^+$ 巨噬细胞,病变区域的特征是 MOG 免疫反应性丧失。另外一项研究发现,MOGAD 患者白质脱髓鞘的特征为静脉周围脱髓鞘,MOG 染色的缺失比其他髓磷脂蛋白(如 MBP 和 MAG)更广泛,而不是多发性硬化样的融合性脱髓鞘。另外观察到 CD4$^+$ T 细胞浸润以及一些巨噬细胞的髓磷脂和脱髓鞘病变附近血管周围髓磷脂成分碎片以 MOG 为主,MOGAD 中皮质-髓质交界区脱髓鞘的特征为 MOG 主导的皮质下脱髓鞘,MOG 染色损失比 MBP 染色脱失更广泛。这些发现支持 MOG 是引起自身免疫介导 MOGAD 的发病机制。本病例为组织病理证实的 MOGAD,病理学结果提示病灶 MOG 染色脱失,AQP4 阳性,与国内报道的病理结果一致。MOG 抗原的选择性损伤发生在 MOG 抗体的结合导致抗原内吞内化的细胞中时,与 AQP4 - IgG 致病的主要机制相似。这对于 MOG - IgG 作为本病的责任抗体具有重要临床意义。

(2) 放射科:本例患者术前头颅 MRI 提示多发皮层下和白质异常信号,伴有点状和线样强化,占位效应轻,考虑脱髓鞘或者炎性假瘤样表现,符合 MOG 的临床特点。

(3) 神经外科:患者病理报告为脱髓鞘疾病,属于炎性病变。神经内科疾病诊断困难时,神经外科可以发挥优势获得病理结果,体现出 MDT 优势。

(4) 感染科:患者目前无感染性疾病证据,长期使用激素需要警惕潜伏性结核及部分机会感染病原体的监控和预防。

8. 最终诊断

MOGAD,症状性癫痫,股骨头坏死。

9. 相关知识点学习

(1) MOGAD 相关概念:抗髓鞘少突胶质细胞糖蛋白免疫球蛋白 G 抗体

(anti-myelin oligodendrocyte glycoprotein-IgG，MOG‑IgG)相关疾病（MOG‑IgG associated disorders，MOGAD）是近年来提出的一种免疫介导的中枢神经系统炎性脱髓鞘疾病。目前研究认为，MOG‑IgG可能是MOGAD的致病性抗体，MOGAD是不同于MS和NMOSD的独立疾病谱。糖皮质激素治疗MOGAD有效，但患者常出现激素依赖而反复发作。多数MOGAD患者预后良好，部分遗留残疾。

MOGAD男女发病比例为1∶2～1∶1。起病前可有感染或疫苗接种等诱因，诱因出现后4天至4周内发病。MOGAD可呈单相或复发病程。MOGAD病灶可广泛累及中枢神经系统，临床分型包括视神经炎、脑膜脑炎、脑干脑炎、脊髓炎等，可为单一症状或以上症状的多种组合，但唯独没有单纯的小脑炎。MOGAD在儿童中较成人更常见。

1) 视神经炎：是MOGAD最常见的临床分型，在成年患者中视神经累及率高达90%。本例患者病程中亦出现了视神经炎的发作。

2) 脑膜脑炎：除脑部局灶性定位症状外，意识障碍、认知障碍、行为改变或癫痫发作是MOGAD的常见脑部症状，可伴随脑膜炎症状。国内研究结果显示MOGAD出现癫痫的比例达13%～24%，部分以癫痫为首发症状。本例患者以癫痫为首发症状。

3) 脑干脑炎：30%的MOGAD可出现脑干脑炎。症状包括呼吸功能衰竭、顽固性恶心、呕吐、构音障碍及颅神经受损表现。

4) 脊髓炎：MOGAD出现脊髓炎者占20%～30%。须与NMOSD AQP4‑IgG阳性者鉴别。

MOG‑IgG是MOGAD的诊断生物学标志物。血清MOG‑IgG滴度与疾病活动性及临床病程相关，建议对MOGAD患者进行抗体滴度监测以指导治疗。头颅病灶分布不如MS具有特异性，皮层、丘脑、海马病灶在MOGAD具有相对特异性，病灶亦可见于胼胝体、内囊、脑干、小脑。多发病灶常见，病灶绝大多数呈现斑片状。大病灶可类似于脱髓鞘假瘤。病灶可有或无强化。本患者右侧额叶斑片状病灶并且有强化。临床过程中此类病灶除了鉴别肿瘤外，还应考虑MOGAD。

中国专家组建议MOGAD诊断标准如下（符合以下所有标准）：①用全长人MOG作为靶抗原的细胞法检测血清MOG‑IgG阳性；②临床有下列表现之一或组合：视神经炎、脊髓炎、脑炎或脑膜脑炎、脑干脑炎；③与中枢神经系统脱髓鞘相关的 MRI 或电生理检查结果;④排除其他诊断。

MOGAD 急性期治疗包括①激素:推荐大剂量冲击,缓慢阶梯减量,小剂量维持。减量至 30~40 mg/d 时,依据免疫抑制剂起效快慢与之衔接,逐渐放缓减量速度,如每 2 周递减 5 mg,至 10~15 mg qd,长期维持,一般维持 6 个月~1 年。部分 MOGAD 患者对激素依赖,减量过程中出现病情再次加重。本病例在第一次激素减量至 20 mg 时出现视神经炎症状,再次激素治疗后好转,后续门诊复诊建议同时加用吗替麦考酚酯进行免疫抑制治疗。②静脉注射大剂量免疫球蛋白,剂量 0.4 g/(kg·d)×5 d。③血浆置换,可能是激素和 IVIG 治疗失败后的一个选择。

MOGAD 缓解期治疗,对于已出现复发的 MOGAD 患者应进行缓解期预防复发的治疗,对于初次发作的 MOGAD 患者是否需要长期免疫调节治疗有待进一步观察,需要根据患者受累部位、病情轻重、MOG-IgG 滴度和阳性持续时间等综合评估。不同的免疫药物包括:小剂量激素、硫唑嘌呤、吗替麦考酚酯、利妥昔单抗和甲氨蝶呤等。本患者选用了吗替麦考酚酯治疗。

(2)抗 MOG-IgG 检测及致病机制:MOG 为特异性表达在 CNS 少突胶质细胞上的 N 型膜结合糖蛋白,位于髓鞘最表面,参与维持髓鞘的完整性。MOG 具有高度免疫原性,在 CNS 炎性脱髓鞘疾病中可能成为重要的自身免疫抗体和细胞免疫反应的靶点。MOG 抗体分为致病性和非致病性,致病性抗体识别空间立体结构的 MOG 表位可引发广泛的脱髓鞘,非致病性抗体识别线性抗原表位。CBA 使用增强型荧光标记的人全长 MOG-cDNA 转染细胞,可在细胞表面表达出具有正确立体构型的 MOG 表位,仅结合致病性抗体,是目前最常用的检测方法。抗 MOG-IgG 的致病机制尚未阐明,可能的机制是:MOG 特异性 T 滤泡辅助细胞促进 MOG 抗原特异性 B 细胞分化为能够分泌抗 MOG-IgG 的浆细胞;当 BBB 遭到破坏时,MOG 抗原漏入外周血中,激活 $CD4^+$ T 细胞,募集、激活 B 细胞产生抗 MOG-IgG;促炎性 MOG 特异性 T 细胞和巨噬细胞引起 CNS 炎症反应,MOG 抗体进入 CNS 并与 MOG 结合,引起少突胶质细胞损伤和脱髓鞘。因抗 MOG-IgG 在外周血中由 B 细胞产生,故血清是首选的检测样品,CSF 标本检测仅提供补充信息。

抗 MOG-IgG 参与 MOGAD 的发生、发展,在临床上可监测疾病的复发、评估治疗效果,但目前抗 MOG-IgG 对 MOGAD 的致病性仍需深入研究。期待可以有更多的组织病理学依据为 MOG-IgG 是否作为责任抗体提供更多依据。

(3) 责任抗体的概念：多种致病抗体共存对疾病诊治的干扰是提出责任抗体的原因。参照缺血性脑卒中"责任血管"的概念和缺血性心脏病的"犯罪血管"的概念，提出了"责任抗体(culprit antibody)"的概念，即在一个患者的疾病病程中与一个或多个临床表型有对应因果关系的致病性抗体。

根据经典的免疫学理论，抗原的暴露、抗体的产生、抗体与抗原的结合及与临床表型之间形成了初步证据链。经典的致病性自身抗体应满足如下评判指标：①大多数患者的血清或脑脊液中应存在自身抗体，或与健康个体相比抗体滴度升高；②运用免疫组化方法，可在病灶处观察到免疫球蛋白与靶抗原结合；③血浆置换或免疫吸附去除循环中的免疫球蛋白有治疗效果；④通过注射患者血清或纯化免疫球蛋白可将疾病表型转移至实验动物；或用靶抗原致敏易感动物能得到相应疾病表型。

基于证据链对责任抗体的认定：对因果关系的分析需注意下列两个原则，①责任抗体首先是致病性自身抗体，而非伴随抗体。抗体结合的靶组织损害产生相应的神经系统症状，这些症状的组合符合特定的临床表型。如神经节苷脂 GM1 抗体作用于脊神经 Ranvier 结处富含的 GM1，导致传导阻滞或轴索变性而引起四肢无力，而 GQ1b 抗体作用于眼球运动神经、肌梭(muscle spindle)和脑干处富含的 GQ1b，导致眼外肌麻痹、腱反射减低、共济失调和嗜睡等临床表现，两者共存时可出现四肢无力伴眼外肌麻痹和共济失调。②抗体水平的改变与相应临床表型严重程度的改变具有时间上的相关性，可以随病程、治疗而发生改变，并与疾病预后相关。

10. 转归

患者诊断明确后，规范给予小剂量激素及吗替麦考酚酯治疗，近 12 个月未有脑炎和视神经炎症状发作，但在期间有一次癫痫发作，发作之前有减停抗癫痫药，后续加回抗癫痫药(丙戊酸钠和左乙拉西坦)，目前病情稳定，门诊持续随访中。

11. 专家点评

本例患者的诊断过程有些曲折,经过神经外科手术活检明确诊断提供了第六类证据:组织病理学依据,国内外学者对病理的报道不一致也提示了MOG究竟是致病性抗体还是疾病过程中伴随抗体这一需要思考的问题,似乎对于MOGAD的异质性及治疗效果不一提供了一种解释。明确诊断后治疗就是一个首要的问题,本例患者为复发性疾病过程,如何规范使用急性期及缓解期免疫治疗,做好患者的长期门诊随访管理,减少疾病复发及避免残障,对临床医生来说都是挑战。华山医院中枢神经系统免疫和感染性疾病MDT从患者就诊开始到患者复诊都有闭环式随访,并且神经免疫室动态检测相关指标对患者调整免疫方案提供了客观依据,尽最大可能为患者提供帮助。

陈教授查房原则之七

"心中有剑"原则

在临床工作中,虽然抗体的检测技术有了很大进步,但检测总有其敏感性(某疾病的阳性比例)和特异性(非某疾病的阴性比例)的局限性,有很多患者并未得到明确的抗体阳性报告,需要结合临床表型评估患者可能的病因,制订治疗方案,做到"心中有剑",也为寻找未知抗体打下基础。

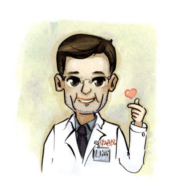

参考文献

[1] AMBROSIUS W, MICHALAK S, KOZUBSKI W, et al. Myelin oligodendrocyte glycoprotein antibody-associated disease: current insights into the disease pathophysiology, diagnosis and management [J]. Int J Mol Sci, 2020, 22.

[2] BORISOW N, MORI M, KUWABARA S, et al. Diagnosis and treatment of nmo spectrum disorder and mog-encephalomyelitis [J]. Front Neurol, 2018, 9:888.

[3] HöFTBERGER R, GUO Y, FLANAGAN EP, et al. The pathology of central nervous system inflammatory demyelinating disease accompanying myelin oligodendrocyte glycoprotein autoantibody [J]. Acta Neuropathol, 2020, 139(5): 875 - 892.

[4] LóPEZ-CHIRIBOGA AS, MAJED M, FRYER J, et al. Association of mog-igg serostatus with relapse after acute disseminated encephalomyelitis and proposed diagnostic criteria for mog-igg-associated disorders [J]. JAMA Neurol, 2018, 75: 1355 - 1363.

[5] REINDL M, WATERS P. Myelin oligodendrocyte glycoprotein antibodies in neurological disease [J]. Nat Rev Neurol, 2019, 15: 89 - 102.

[6] SERGUERA C, STIMMER L, FOVET CM, et al. Anti-Mog autoantibodies pathogenicity in children and macaques demyelinating diseases [J]. J Neuroinflammation, 2019, 16: 244.

[7] SHU Y, LONG Y, WANG S, et al. Brain histopathological study and prognosis in mog antibody-associated demyelinating pseudotumor [J]. Ann Clin Transl Neurol, 2019, 6: 392 - 396.

[8] TAKAI Y, MISU T, KANEKO K, et al. Myelin oligodendrocyte glycoprotein antibody-associated disease: an immunopathological study [J]. Brain, 2020, 143: 1431 - 1446.

[9] WEBER MS, DERFUSS T, METZ I, et al. Defining distinct features of anti-mog antibody associated central nervous system demyelination [J]. Ther Adv Neurol Disord, 2018, 11: 1756286418762083.

(整理:杨亚萍 俞海 点评:俞海 刘颖 审核:陈向军)

病例八

进行性加重的认知损害：是脑炎吗

关键词：快速进展性痴呆，克-雅病（Creutzfeldt-Jakob disease，CJD），自身免疫性脑病，NMDAR 抗体

1. 病例介绍

患者，女性，56 岁，2021 年 8 月初患者无明显诱因出现精神症状，主要表现为间断出现幻觉，伴反应迟钝，至当地医院就诊给予奥氮平、利培酮、西酞普兰等治疗，效果差，症状快速进展性加重，并出现对答交流及饮食功能下降，逐渐进展为卧床并出现四肢不自主抽动，外院完善腰穿：白细胞 0 个，蛋白 0.37 g/L，血抗谷氨酸受体抗体（NMDAR 抗体）阳性（1∶10，基于细胞底物的检测 CBA 法），脑脊液 NMDAR 抗体阴性，给予地塞米松联合丙种球蛋白冲击治疗，效果差，病情进行性加重，为进一步诊治于 10 月 12 日入住第 905 医院，病程中无畏冷、发热、腹泻、恶心、呕吐等。

2. 体格检查

生命体征平稳，心脏、肺部、腹部体格检查均未见异常。神经系统体格检查：无动性缄默状态，查体无法配合，双侧瞳孔等大等圆，对光反射灵敏，双侧鼻唇沟对称。四肢可见肌阵挛发作，双手及口角明显，肌张力增高，四肢腱反射活跃，双侧霍夫曼征（Hoffman sign）阳性，右侧病理征阳性，感觉共济无法配合。

3. 辅助检查

辅助检查结果如图 8-1、8-2 所示。

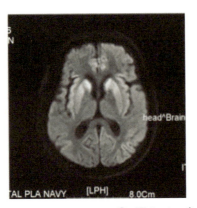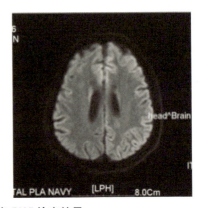

▲ 图 8-1 患者 DWI 检查结果

注：双侧岛叶、额顶叶皮质花边样高信号（左侧明显），双侧尾状核、豆状核高信号。

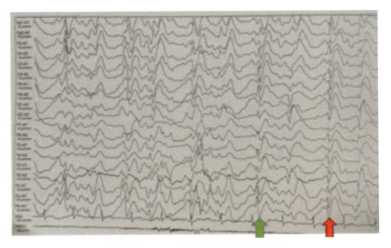

▲ 图 8-2 患者脑电图检查结果

注：全头部三相波（红色箭头），全头部尖慢节律（绿色箭头）。

4. 讨论目的

（1）快速进展性痴呆（rapidly prognessive dementia, RPD）查因？

（2）脑炎诊断是否成立？
（3）下一步诊疗方案？

5. MDT 讨论意见

患者中年女性，进行性加重病程，临床表现为精神症状伴快速进展性痴呆，血自身免疫性脑炎抗体检测提示 NMDAR 抗体阳性（1∶10），但病程中激素及丙种球蛋白治疗效果差，脑电图提示三相波，需要鉴别预后相对良好的可治性疾病自身免疫性脑炎及预后不良的散发型 CJD（sporadic CJD），建议完善腰穿，复查血及脑脊液 NMDAR 抗体，并加做脑脊液 TBA 验证抗体的致病性，必要时完善 PET/CT 检查。

6. 治疗过程

患者入院后复查腰穿，常规、生化未见明显异常，脑脊液寡克隆区带：Ⅰ型，脑脊液 NMDAR 抗体（CBA 法）阴性，猴海马切片与患者脑脊液共孵育后未见特异性荧光模式（基于组织底物的检测 TBA）（图 8-3），中国疾病预防控制中心回报脑脊液 14-3-3 蛋白质阳性，完善 PET/CT（图 8-4）提示双侧额叶、顶叶、颞叶、枕叶、双侧基底节区、双侧丘脑 FDG 代谢弥漫性减低，小脑代谢正常，结合脑脊液 14-3-3 蛋白质阳性，考虑散发型 CJD 可能性大。

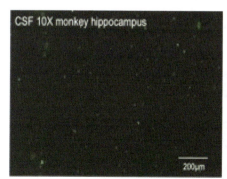 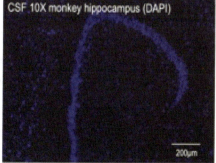

图 8-3　患者脑脊液 TBA，未见 NMDA 脑炎特异性荧光

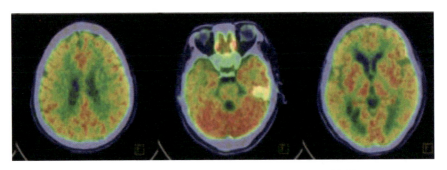

◯ 图 8-4 患者头颅 PET-CT 提示部分区域代谢减低

7. 诊断

(1) 定位诊断:患者认知损害伴无动性缄默定位于双侧大脑皮质;肌阵挛发作定位于锥体外系;肌张力增高,四肢腱反射活跃,双侧 Hoffman 征阳性,右侧病理征阳性定位于锥体系。

(2) 定性诊断:感染性或炎性病变?本病例以精神症状伴快速进展性认知损害为主要表现,血清 NMDAR 抗体阳性,脑脊液阴性,诊断需要与抗 NMDAR 脑炎鉴别,参考中国自身免疫性脑炎诊治专家共识,NMDAR 脑炎诊断以脑脊液抗体阳性为标准,在 NMDAR 脑炎急性期 FDG PET/CT 多表现为额、颞叶及基底节区等区域局部代谢增高,且对激素及丙种球蛋白治疗有效,本病例辅助检查表现及治疗转归不支持抗 NMDAR 脑炎。

患者为中年女性,快速进展性病程,临床上以精神异常伴认知损害为突出表现,同时合并锥体外系症状及无动性缄默;头颅 MRI 提示皮质半球花边征及尾状核异常信号;脑电图见三相波;脑脊液 14-3-3 蛋白阳性;^{18}F-FDG PET/CT 提示全脑 FDG 代谢降低。据此,参照 Zerr 等(2009)和 Hermann 等(2018)散发型 CJD 的诊断标准(表 8-1),诊断为很可能的散发型 CJD(probable sporadic CJD)。

表 8-1 Hermann 等(2018)提出的散发型 CJD 的诊断标准(节选)

项目	诊断标准
很可能的 sCJD	Ⅰ+Ⅱ(任意 2 条)+典型脑电图;或 Ⅰ+Ⅱ(任意 2 条)+典型头颅 MRI;或

续 表

项目	诊断标准
	Ⅰ＋Ⅱ（任意2条）＋脑脊液14-3-3蛋白质阳性；或 Ⅰ＋Ⅱ（任意1条）＋脑脊液RT-QuIC阳性（新修正）
可能的sCJD	Ⅰ＋Ⅱ（任意2条）＋病程＜2年＋全面的辅助检查排除其他病因
临床症状	Ⅰ：快速进展性痴呆 Ⅱ：A. 肌阵挛；B. 视觉症状或小脑体征；C. 锥体束或锥体外系体征；D. 无动性缄默

注：RT-QuIC：实时振动诱导转化。sCJD：散发型CJD。

8. 结局和预后评估

患者经MDT讨论后进一步完善腰穿以CBA法复测脑脊液NMDAR抗体，并加做脑脊液TBA，上述检测均为阴性，脑脊液14-3-3蛋白质阳性，考虑散发型CJD可能性大，持续予以康复、营养支持等对症治疗，2个月后随访。患者出院后一直在康复医院行康复治疗，期间行高压氧治疗，症状无好转。

9. 快速进展性痴呆的鉴别诊断

结合患者既往病史及相关检查结果，目前主要表现为快速进展性痴呆，需要与以下疾病相鉴别。

（1）自身免疫相关的快速进展性痴呆：自身免疫介导的痴呆种类较多，包括副肿瘤性和非副肿瘤性。自身免疫介导脑病发病主要针对两大类抗原：神经元抗原和细胞表面抗原。血清和（或）脑脊液中检测相关抗体有助于诊断自身免疫性脑炎。

（2）非朊病毒导致的变性病：常见的神经变性病通常表现为慢性进展性病程，但有时也可出现亚急性或快速进展，容易被误诊为CJD。脑淀粉样血管病相关的认知障碍可亚急性发展。其他的神经变性病，如路易体痴呆、额颞叶痴呆、皮质基底节变性、进行性核上性麻痹通常表现为慢性进展病程，极少数也可表现为急性、进展性或波动性病程，常在感染、内环境紊乱等诱因下发生。

（3）中枢神经系统感染：导致快速进展性痴呆的感染性疾病包括病毒、细菌、真菌、寄生虫等，中枢神经系统感染多表现为发热、白细胞升高、脑脊液细胞或蛋白增高，有上述症状的快速进展性痴呆患者应该考虑感染原因。

（4）其他病因：血管性疾病如大面积梗死、关键部位梗死或多发性梗死等可导致 RPD。中毒、代谢性脑病的种类很多。砷、汞、铝、锂等重金属中毒可导致急性认知障碍。Wernicke 脑病为维生素 B_1 缺乏所致，典型患者可出现临床三联征及特异性 MRI 改变。原发性和继发性肿瘤可导致 RPD。

10. 相关知识点学习

（1）CJD：CJD 是一种进行性致命性的神经退行性疾病，由错误折叠、可传播的蛋白质沉积或朊病毒感染引起，早期临床表现不具有特异性，主要表现为快速进行性痴呆，预后差，无特殊治疗，大多数患者在临床发病后 1 年内死亡。CJD 主要分为散发型（sCJD）、遗传型（gCJD）、医源型、变异型（vCJD），临床上以散发型多见。CJD 早期与神经细胞自身抗体阳性的自身免疫性脑病具有相似的临床表现：快速加重的认知损害、精神行为异常、不自主运动等。散发型 CJD 是由朊病毒引起的人类中枢神经系统的感染性、可传播性退行性疾病，为 RPD 常见和重要的病因之一。

（2）CJD 合并自身免疫性神经系统抗体：CJD 是一种神经系统罕见疾病，CJD 合并神经系统自身抗体阳性者更加少见，查找既往文献报道仅有十余例，有研究显示<5% 的 CJD 患者血清中可检测到与免疫介导脑病相关的神经自身抗体，有的甚至可以检测到同时存在 2 种抗体（VGKC 复合物抗体、NMDAR 抗体、GlyR 抗体、CASPR2 抗体）。与对免疫调节治疗反应较好的自身免疫性脑病比较，CJD 中神经自身抗体滴度一般偏低，也有研究检测确诊 CJD 患者脑脊液中的神经自身抗体（NMDAR 抗体、GlyR 抗体、LGI-1 抗体或 CASPR2-抗体），均未发现神经自身抗体的存在。因此，如果在不伴有典型自身免疫性脑病临床表现的患者血清中检测到神经自身抗体，有必要再进行脑脊液复检，或者采用 TBA 方法检测以验证其自身抗体的致病性。

CJD 患者中检测到自身抗体，虽然不太可能是患者的主要致病性抗体，但也有报道病程中叠加抗体相关自身免疫性脑病的相关临床表现，且患者可能对免疫治疗有反应，但最终都预后不佳。目前，CJD 患者血清中检测到与免疫介导脑病相关的神经自身抗体机制不明,推测可能与快速广泛的神经元破坏过程中自身神经抗原释放和暴露有关。

(3) 自身免疫性脑炎(autoimmune encephalitis,AE):泛指一类由自身免疫机制介导的脑炎。AE 合并相关肿瘤者,称为副肿瘤性 AE。

诊断包括临床表现、辅助检查、确诊实验与排除其他病因 4 个方面。①临床表现:急性或亚急性起病(<3 个月),具备以下 1 个或多个神经与精神症状或临床综合征。ⓐ边缘系统症状:近事记忆减退、癫痫发作、精神行为异常,3 个症状中的 1 个或者多个。ⓑ脑炎综合征:弥漫性或者多灶性脑损害的临床表现。ⓒ基底节和(或)间脑>$5×10^6$/L,或者脑脊液细胞学呈淋巴细胞性炎症,或者特异性寡克隆区带阳性。②神经影像学或者电生理异常:MRI 边缘系统 T_2 或者液体抑制反转恢复序列(fluid attenuated inversion recovery sequence,FLAIR sequence)异常信号,单侧或者双侧,或者其他区域的 T_2 或者 FLAIR 异常信号(除外非特异性白质改变和卒中);或者 PET 边缘系统高代谢改变,或者多发的皮质和(或)基底节的高代谢。脑电图异常,表现为局灶性癫痫或者癫痫样放电(位于颞叶或者颞叶以外),或者弥漫或多灶分布的慢波节律。抗 NMDAR 脑炎患者可出现异常 δ 刷状波(extreme delta brush)。与 AE 相关的特定类型的肿瘤,如边缘性脑炎合并小细胞肺癌,抗 NMDAR 脑炎合并卵巢畸胎瘤。③确诊实验:抗神经细胞抗体阳性。④合理排除其他病因。

诊断标准:包括可能的 AE 与确诊的 AE。可能的 AE:符合①、②、③ 3 个诊断条件。确诊的 AE:符合①、②、③、④ 4 个诊断条件。

(4) 抗 NMDAR 脑炎:临床特点为①儿童、青年多见,女性多于男性。②急性起病,一般在 2 周至数周内达高峰。③可有发热和头痛等前驱症状。④主要表现为精神行为异常、癫痫发作、近事记忆力下降、言语障碍/缄默、运动障碍/不自主运动、意识水平下降/昏迷、自主神经功能障碍等,自主神经功能障碍包括窦性心动过速、心动过缓、泌涎增多、中枢性低通气、低血压和中枢性发热等。⑤其他 CNS 局灶性损害的症状,如复视、共济失调等。

辅助检查,①脑脊液检查:腰椎穿刺压力正常或者升高。脑脊液白细胞计数轻度升高或者正常,少数超过 $100×10^6$/L,细胞学多呈淋巴细胞性炎症,可见浆细胞,蛋白轻度升高,特异性寡克隆区带可呈阳性,抗 NMDAR 抗体阳性。②头颅 MRI 可无明显异常,或者仅有散在的皮质、皮质下点片状 FLAIR 高信号;部分病例可见边缘系统 FLAIR 和 T_2 高信号,病灶分布可超出边缘系统的范围,少数病例兼有 CNS 炎性脱髓鞘病的影像学特点。③头颅 PET 可见双侧枕叶代谢明显减低,伴额叶与基底节代谢升高。④脑电图:呈弥漫或者多灶的慢波,偶尔可见癫痫波,异常 δ 刷是该病较特异性的脑电图改变,多见于成年重症患者。⑤肿瘤学:卵巢畸胎瘤在青年女性患者中较常见,中国女性抗 NMDAR 脑炎患者卵巢畸胎瘤的发生率为 14.3%~47.8%,在重症患者中比例较高,卵巢超声和盆腔 CT/MRI 有助于发现卵巢畸胎瘤,卵巢微小畸胎瘤的影像学检查可以为阴性。男性患者合并肿瘤者罕见。⑥神经病理学检查:脑实质内小胶质细胞增生、血管周围间隙及沿脑表面少量 B 细胞及浆细胞浸润,T 细胞罕见。

诊断标准:根据 Graus 与 Dalmau 标准(2016 年),确诊的抗 NMDAR 脑炎需要符合以下 3 个条件。①6 项主要症状中的 1 项或者多项:精神行为异常或者认知障碍;言语障碍;癫痫发作;运动障碍/不自主运动;意识水平下降;自主神经功能障碍或者中枢性低通气。②抗 NMDAR 抗体阳性,建议以脑脊液 CBA 法抗体阳性为准。若仅有血清标本可供检测,除了 CBA 结果阳性,还需要采用 TBA 与培养神经元进行 IIF 予以最终确认,且低滴度的血清阳性(1∶10)不具有确诊意义。③合理排除其他病因。

11. 专家点评

CJD 早期与神经细胞自身抗体阳性的自身免疫性脑病具有相似的临床表现:快速加重的认知损害、精神行为异常、不自主运动等。本病例早期主要以精神行为异常及认知损害为主要临床表现,且血 NMDAR 阳性抗体,MRI 表现皮质高信号,易误诊为 NMDAR 脑炎。CJD 是一种目前无特殊治疗的神经退行性疾病,而自身免疫性脑病是合并神经元自身抗体阳性为特征的可治疗的预后较好的疾病,及时诊断可治疗的自身免疫性脑病,积极给予免疫调节治疗可以显著改善患者的预后,而及时鉴别诊断出 CJD 也可以避免过度治疗,重视责任抗体的概念,因此临床上遇到神经自身抗体阳性时,不能盲目诊断为自身免疫性脑病或脑炎,经常问自己一个问题:"撇开这个抗体报告,这个案例是什么病?"临床决策需要植根于患者的临床表现,结合临床表现具体分析,避免造成过度治疗及带给患者和家属过高的心理预期。

病例八
进行性加重的认知损害:是脑炎吗

陈教授查房原则之八

"司机乘客"原则

临床疾病的诊断可以类比乘客,我们所做的治疗和检查可以类比司机,乘客需要去的地方,司机应该把好方向盘,乘客要向左转,司机就向左打方向盘,打左转灯,反之亦然。如果诊断和治疗相矛盾,就会出现南辕北辙的情况,导致治疗方案失败。

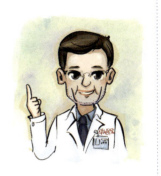

参考文献

[1] 陈向军,李海峰,邱伟,等.神经免疫疾病与责任抗体[J].中国神经免疫学和神经病学杂志,2021,28(4):283-287.

[2] 关鸿志,王佳伟.中国自身免疫性脑炎诊治专家共识[J].中华神经科杂志,2017,50(2):91-98.

[3] 郭燕军,冯子敬,周伟等.脑脊液14-3-3蛋白检测在中枢神经系统疾病中的诊断价值[J].中国临床神经科学,2008(5):490-494.

[4] 中国痴呆与认知障碍诊治指南写作组,中国医师协会神经内科医师分会认知障碍疾病专业委员会.2018中国痴呆与认知障碍诊治指南(八):快速进展性痴呆的诊断[J].中华医学杂志,2018,98(21):1650-1652.

[5] ANGUS-LEPPAN H, RUDGE P, MEAD S, et al. Autoantibodies in sporadic Creutzfeldt-Jakob disease [J]. JAMA Neurol, 2013,70(7):919-922.

[6] CHEN Y, XING XW, ZHANG JT, et al. Autoimmune encephalitis mimicking sporadic Creutzfeldt-Jakob disease: a retrospective study [J]. J Neuroimmunol, 2016,295-296.

[7] GRAU-RIVERA O, SANCHEZ-VALLE R, SAIZ A, et al. Determination of neuronal antibodies in suspected and definite Creutzfeldt-Jakob disease [J]. JAMA Neurol, 2014,71(1):74-78.

[8] HERMANN P, LAUX M, GLATZEL M, et al. Validation and utilization of amended diagnostic criteria in Creutzfeldt-Jakob disease surveillance [J]. Neurology, 2018,91(4):e331-e338.

[9] HERMANN P, LAUX M, GLATZEL M, et al. Validation and utilization of amended diagnostic criteria in Creutzfeldt-Jakob disease surveillance [J]. Neurology, 2018,91(4):e331-e338.

[10] ROSSI M, MEAD S, COLLINGE J, et al. Neuronal antibodies in patients with suspected or confirmed sporadic Creutzfeldt-Jakob disease [J]. J Neurol Neurosurg Psychiatry, 2015, 86(6):692-694.

[11] YUAN J, GUAN H, ZHOU X, et al. Changing brain metabolism patterns in patients with ANMDARE: serial ^{18}F-FDG PET/CT findings [J]. Clin Nucl Med, 2016, 41(5):366-370.

[12] ZERR I, KALLENBERG K, SUMMERS DM, et al. Updated clinical diagnostic criteria for sporadic Creutzfeldt-Jakob disease [J]. Brain, 2009, 132(10):2659-2668.

（整理者：孟祺　审核：陈向军）

病例九

"冰火两重天"

关键词：急性播散性脑脊髓炎，细菌性脑膜炎，肺炎球菌

1. 病例介绍

患者，女性，33 岁。因"发现头痛伴烦躁不安 1 天"入院。起病以头痛为主要症状，当日凌晨因头痛就诊我院急诊科，行颅脑 CT 检查无异常。建议住院，拒绝后返回家中，11:00 左右被邻居发现患者烦躁不安，大喊大叫，不能正常交流，肢体可自主活动，在家未给予治疗，再次到达我院急诊，以"头痛待查"收入院。病前 1 个月以来控制体重，减少约 12.5 kg，具体控制方法为每日早餐喝水、午餐 1 个鸡蛋加黄瓜或西红柿或苹果 1 个，晚餐同午餐并辅助理疗。入院后头部 MRI 未见明显异常，腰穿可见乳糜样微黄脑脊液，脑脊液常规：白细胞计数 $3\,343\times10^6/L$，考虑诊断化脓性脑炎，给予抗生素（美罗培南 1 g q8 h×8 d 和万古霉素 1 g q12 h×10 d，后续为利奈唑胺 600 mg q12 h×7 d 和头孢曲松 1 g q12 h×7 d）抗感染治疗，用药后第 3 天，颈项强直及意识水平明显改善，第 7 天复查头 MRI＋增强：脑白质多发异常信号，且有部分强化（图 9 - 1C、D），此时患者存在行走不稳、高级智能下降情况，MMSE 评分 16 分，因考虑诊断不明且疗效不佳，中枢神经系统免疫及感染性疾病 MDT 讨论后，考虑结合影像资料不能除外 ADEM，因患者同时出现感音性神经性耳聋，表现为 1 米距离正常语调完全听不到，予以甲泼尼松龙 80 mg 治疗，5 天后（病后第 12 天）行走不稳、高级智能下降好转，MMSE 评分 24 分，耳聋得到明显改善，可正常交流，病后第 13 天复

查影像(图 9-1E～G),出院前(病后第 21 天)复查头颅 MRI 显示脑白质病变明显改善(图 9-1H),症状好转后出院,听力基本恢复正常,MMSE 评分 26 分。

2. 主要辅助检查结果

血常规(2022 年 5 月 31 日 03:00→11:00):白细胞计数 $11.1×10^9/L→18.3×10^9/L↑$,中性粒细胞百分比 75.1%→96.7%↑,血小板计数 $177×10^9/L→160×10^9/L↓$,C 反应蛋白测定:2.71 mg/dL↑。

腰椎穿刺(2022 年 5 月 31 日):可见乳糜样微黄脑脊液,初压及末压均大于 280 mmH_2O(穿刺前使用甘露醇脱水)。

多次脑脊液检测结果见表 9-1。

表 9-1 多次脑脊液检测结果

项目	5 月 31 日	*6 月 8 日	6 月 16 日
脑脊液颜色	淡黄色	无色透明	无色透明
脑脊液压力 mmH_2O	280	180	160
脑脊液白细胞计数 $×10^6/L$	3 343	96	56
脑脊液白细胞单核比例	1%	66%	93%
脑脊液白细胞多核比例	99%	34%	7%
脑脊液蛋白(mg/dL)	412.7	165.1	71.4
脑脊液葡萄糖(mmol/L)	0.03	2.56	2.4
脑脊液氯化物(mmol/L)	109.8	120.1	123.5
脑脊液腺苷脱氨酶	7.1	8	2.2
新型隐球菌抗原检测	阴性	阴性	阴性
抗酸杆菌涂片检查	阴性	阴性	阴性
脑脊液细菌培养	肺炎链球菌	阴性	阴性
脑脊液 IgA(mg/L)	159.32	25.03	9.52
脑脊液 IgM(mg/L)	43.91	42.62	3.22
脑脊液 IgG(mg/L)	431	129.45	91.8

注:* 为出现 ADEM 临床症状后复查的结果。

血+脑脊液细菌培养:肺炎球菌阳性;血液及脑脊液微生物宏基因(DNA+RNA)检测肺炎球菌阳性(种检出序列数157029,相对丰度16.62%)。

血清+脑脊液脱髓鞘(AQP-4、MOG、MBP、GFAP)自身抗体阴性;血液中各种抗体及肿瘤标志物阴性。

入院时头颅MRI结果未见明显异常(图9-1A、B)。

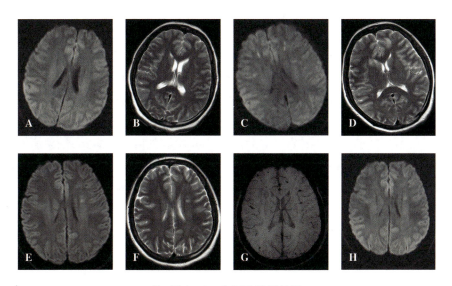

◎ 图9-1 头MRI检测结果

注:入院当天(A,B)均未见明显异常;第7天(C,D)DWI显示多发散在斑点状、斑片状异常高信号(C);T_2加权MRI显示侧脑室周围白质、双侧额叶斑点状及斑片状长T_2高信号(D);第12天(E~G)DWI显示散在斑点状、斑片状异常高信号较第7天明显好转(E);T_2加权MRI显示侧脑室周围白质、双侧额叶斑点状及斑片状长T_2高信号较第7天明显好转(F);SWI显示双侧额叶、皮层多发散在含铁血黄素沉积(G);第21天(H)DWI显示多发散在斑点状、斑片状异常高信号,较12天时又有所好转。

影像学总结:发病初期,头部MRI未见明显异常信号,随后复查发现侧脑室周围白质、双侧额叶斑点状及斑片状长T_2高信号,双侧额叶、皮层多发散在含铁血黄素沉积,予以激素治疗后病灶有所好转。

3. 入院查体

一般情况无特殊。体格检查:体温37℃,脉搏96次/分,呼吸18次/分,血压181/100 mmHg,身高160 cm,体重卧床未测。发育正常,营养良好,痛苦面容,自主体位,意识嗜睡,烦躁不安,不能正常交流,吐词困难,左眼睑有红肿,右侧眼球可自行运动,余眼动检查不合作,四肢可自主活动,双侧巴氏征阳性,颈项强直。余查体不合作。皮肤、黏膜正常,皮肤泌汗正常,毛发、指甲正常。

4. 病史总结

（1）女性,33岁,急性起病,波动病程。

（2）发现头痛并烦躁不安1天入院。病程中出现认知下降及听力障碍。

（3）查体:意识嗜睡,烦躁不安,不能正常交流,吐词困难,左眼睑有红肿,右侧眼球可自行运动,余眼动检查不合作,四肢可自主活动,双侧巴氏征阳性,颈项强直。

（4）脑脊液:白细胞计数 3343×10^6/L,多核细胞百分比 99%;细菌培养:肺炎球菌阳性。脱髓鞘（AQP-4、MOG、MBP、GFAP）自身抗体结果阴性。微生物宏基因(DNA+RNA)检测肺炎球菌阳性(种检出序列数 157029,相对丰度 16.62%)。

（5）头颅 MRI:发病初期未见明显异常,7 天复查发现头部 MRI-DWI 多发散在斑点状、斑片状异常高信号。经治疗,第 12 天、第 21 天复查均较前有好转。

5. 诊断要点及鉴别诊断

本病例患者表现为突发头痛,疾病前无感染史,8 小时达疾病高峰,目前未找到明确的感染源,导致肺炎球菌从隐匿部位感染入脑引发肺炎球菌性脑膜脑炎。大约1周后尽管脑膜炎症状有所改善,但头颅 MRI 却出现散在性脑白质病变,表现为侧脑室旁及额颞顶枕白质区内多发点片状病灶,部分可见"垂直脱髓鞘征",T_1WI 呈低或稍低信号,T_2WI 和 FLAIR 呈高信号,双侧不对称,呈圆形、椭圆形或不规则形。起病形成为急性起病,排除中枢神经系统炎性感染、代谢及肿瘤等疾病,考虑为肺炎球菌性脑膜脑炎引发的 ADEM,予以针对性的类固醇激素治疗后得到改善。肺炎球菌性脑膜脑炎可以参考相应病原学证据成立,后续症状诊断符合 ADEM 的诊断标准(表 9-2),目前公认的诊断标准是用于儿童患者的,成人目前还没有公认的标准,但在与 MS 的鉴别中可以作为参考,即存在对 MS 来说不典型的症状,如脑病,定义为不能用发热、全身性疾病或癫痫发作后症状来解释的意识改变(如木僵、嗜睡或行为改变);脑部 MRI 显示灰质受累;脑脊液中无 OCB。本病例临床上仍需要与脑脓肿相鉴别。脑脓肿的 MRI 可清晰地看到病灶及环绕病灶区周围的脑组织水肿区,对包膜形成期的脑脓肿而言,T_1WI 在脓腔整体低信号,但在边缘呈高信号。在脑脓肿的急性脑炎期和化脓期,MRI 平扫可能仅表现为普通占位效应,也就是边界不清的长 T_1、长 T_2 信号。在增强 MRI 上,包膜形成的成熟脑脓肿会有明显的环形强化,且脓液在 DWI 上可见液平,DWI 也会因为脓液黏稠而显示高信号。

表 9-2 2012 版 ADEM 诊断标准

病变	2012 版标准
单相型 ADEM	◎ 首次多灶性临床事件,推为炎症性原因 ◎ 存在不能由发热解释的脑病 ◎ 典型 MRI 表现:弥漫性,模糊不清的,范围 1～2 cm 的病变,主要涉及脑白质区,白质区病变 T_1 低信号少见,可存在深灰质病变(如丘脑或基底节) ◎ ADEM 发生 3 个月后没有新发的症状或 MRI 表现
复发型 ADEM	现归入多相型 ADEM
多项型 ADEM	◎ 在初次 ADEM 发生 3 个或更长事件后出现新的临床事件,与初次发生的临床和 MRI 表现联系起来 ◎ 与激素使用事件无关

6. 讨论目的

患者目前诊断不明,经过抗感染治疗,尽管得到了明显改善,但头颅 MRI 却出现类似 ADEM 的病灶,需要制订下一步诊断和治疗方案。究竟是感染还是免疫?

7. MDT 讨论意见

根据患者之前的临床资料,包括治疗反应和影像学表现,目前诊断为继发肺炎球菌性脑膜脑炎的急性播散性脑脊髓炎。从本病例的治疗经验来看,在使用针对性的抗生素之后,使用类固醇激素也被证明是安全的。

(1) 感染科:建议抗感染方案调整为青霉素 G 640 万 U q8 h 静滴+头孢曲松 2.0 q12 h 静滴,疗程 4~6 周;对症支持治疗;可送血及脑脊液自身免疫性脑炎抗体检测;随访血常规、肝肾功能、电解质及脑脊液常规、生化培养、头颅 MRI 等。

(2) 神经内科:同意感染科意见,进一步完善检查,头颅 SWI 序列、MRS 等;复查腰穿,送检寡克隆区带、脱髓鞘 4 项,必要时送检自身免疫性脑炎抗体 4 项、淋巴细胞亚群;继续根据药敏结果抗感染治疗,脑脊液细胞数 50 个以下;暂无需加用地塞米松。后续免疫方案再定;华山医院神经免疫和感染 MDT 随访。

8. 后续诊疗经过

ADEM 治疗通常使用高剂量类固醇激素,而在一部分类固醇激素治疗无效的患者中,静脉使用免疫球蛋白也有一定益处。本病例患者在治疗过程中,给予中等剂量类固醇激素治疗 5 天后,症状明显好转,而且患者感染疾病的背景也限制了大剂量类固醇激素的使用。未使用人免疫球蛋白的原因是家属考虑到费用及之前治疗效果不佳。

9. 相关知识点学习

细菌性脑膜炎并发脑白质病变的机制,被认为是由于细菌从脑膜腔向实质直接浸润,而 ADEM 则为感染后免疫介导的中枢神经系统炎症。关于细菌的直接浸润的证据,动物实验中将肺炎球菌及李斯特菌接种到实验鼠的中耳内,病原菌可直接浸润到脑膜及脑实质。关于 ADEM 的发病机制,考虑为病原体和人类中枢神经系统蛋白质在构造上存在同源性,可引起交叉反应。体外试验中,Jorens 等证明了髓鞘碱性蛋白质(myelin basic protein,MBP)反应性 T 细胞对化脓性链球菌的外毒素产生交叉免疫反应。另外,病原体导致中枢神经系统损害的理由,细菌的细胞壁成分促进细胞因子(cytokine)的产生,从而导致脑水肿或导致血脑屏障(blood brain barrier,BBB)被破坏引发疾病进展。血脑屏障受到损害,中枢神经抗原可从受损处漏出至血液中,通过对这种自身抗原的免疫反应而导致 ADEM 的发生。类固醇激素在巨噬细胞和小胶质细胞被内毒素激活之前使用,可以起到抑制细胞因子合成的作用。这也是目前 ADEM 治疗中使用类固醇激素的原因。

10. 转归

患者诊断明确后,予以中等剂量类固醇激素治疗 5 天后,症状明显好转,近期随访患者无后遗症状,认知功能及听力障碍完全恢复病前状态,影像学复查无急性病灶存在。

11. 专家点评

ADEM 是由于感染—变态反应而发生的一种少见的中枢神经系统脱髓鞘疾病,而继发于细菌感染的急性播散性脑脊髓炎的病例国内鲜有报道,故本例报道对国内临床神经内科医生会有一定的参考意义。本例中提出的治疗建议是否合适,尚需更多临床病例印证。

陈教授查房原则之九

"病程图"原则

在临床中经常遇到病情复杂、多处辗转的患者,尤其在整个过程中出现多次病情发作的患者,此时为了把情况了解清楚,可以使用"病程图"原则,标出发作时间、治疗经过、症状类型等信息,这样患者整个发病经过变成了一个"平面",对治疗效果和预后判断一目了然。所以,让我们大家画起来吧。

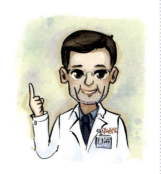

参考文献

[1] 袁俊亮,李淑娟,陈宇凡,等.急性播散性脑脊髓炎临床特征及文献复习[J].中国神经免疫学和神经病学杂志.2011,18(01):40-47.

[2] 岳新胜,张云峰,李胜迪.中枢神经系统感染患者脑脊液检查的结果分析[J].中华医院感染学杂志,2020,25(16):3729-3730,3813.

[3] BLANOT S, JOLY M M, VILDE F, et al. A gerbil model for rhombencephalitis due to listeria monocytogenes [J]. Microb Pathog, 1997, 23(1):39-48.

[4] DE SEZE J, DEBOUVERIE M, ZEPHIR H, et al. Acute fulminant demyelinating disease: a descriptive study of 60 patients [J]. Arch Neurol, 2007, 64(10):1426-1432.

[5] JORENS P G, VANDERBORGHT A, CEULEMANS B, et al. Encephalomyelitis-associated antimyelin autoreactivity induced by streptococcal exotoxins [J]. Neurology, 2000, 54(7):1433-1441.

[6] KRUPP L B, TARDIEU M, AMATO M P, et al. International pediatric multiple sclerosis study group criteria for pediatric multiple sclerosis and immune-mediated central nervous system demyelinating disorders: revisions to the 2007 definitions [J]. Mult Scler, 2013, 19(10):1261-1267.

[7] MUFFAT-JOLY M, BARRY B, HéNIN D, et al. Otogenic meningoencephalitis induced by streptococcus pneumoniae in gerbils [J]. Arch Otolaryngol Head Neck Surg, 1994, 120(9):925-930.

(整理:李敏　修改:俞海　审核:陈向军)

病例十

一例发癫痫的"大"女孩

关键词：原发中枢神经系统血管炎，症状性癫痫，脑活检

1. 病例介绍

患者，女性，29岁。因"发作性神志不清、四肢抽搐伴反应迟钝4个月"于2020年3月24日收入华山医院神经内科治疗。

患者2019年11月1日无明显诱因突发神志不清，伴有四肢抽搐，双眼上翻、牙关紧闭，持续3分钟后自行缓解。无头痛、头晕，无恶心、呕吐，无发热、畏寒。当地医院查头颅MRI示左侧额顶颞叶多发异常信号伴强化，感染性病变可能。腰穿脑脊液压力不详，白细胞计数$10/\mu L$，葡萄糖3.12 mmol/L，蛋白质292 mg/L，寡克隆带阳性。外送血清抗AQP-4、MOG、GFAP抗体均阴性。视频脑电图：左侧额顶区可见高波幅尖波、尖慢波。予左乙拉西坦0.5 g bid抗癫痫。12月2日复查头颅MRI：左侧额顶颞叶多发异常信号，较前变化不大。2020年2月、3月上述症状再发并逐渐出现反应迟钝、胡言乱语。复查头颅MRI示左侧额顶颞叶多发异常强化病灶，部分病灶较前增大、空洞形成，部分病灶缩小。血清及脑脊液抗NMDAR、AMPAR、LGI-1、GABABR抗体均阴性。血抗CASPR2抗体1∶10，脑脊液阴性。外送脑脊液病原宏基因组测序提示弯曲假单胞菌（序列数2298）、野油菜黄单胞菌（序列数218），而血检测序阴性。予抗癫痫、脱水降颅压并予氨苄西林舒巴坦、美罗培南抗感染。复查头颅MRI，较治疗前相比部分病灶增大，部分病灶缩小。患者至我院进一步诊治。

患者起病以来精神可,胃纳睡眠可,大小便如常,近 4 个月体重增加 10 kg。

既往否认高血压病、糖尿病病史。2010 年有"头部外伤"史,愈后可。2015 年曾有剖宫产手术史。2019 年 11 月 20 日人工流产术。否认肝炎、结核等传染病史,否认化学物质、毒物接触史,否认食物、药物过敏史。否认疫水疫源接触史,否认疫苗接种史。已婚。否认家族遗传病史和家族肿瘤史。

体格检查:神清,双瞳孔等大,光敏佳,眼球活动可。双侧鼻唇沟对称,伸舌居中。颈软,四肢感觉、运动正常。双侧病理征、脑膜刺激征未引出。双侧指鼻佳。

2. 主要辅助检查结果

血常规、肝肾功能、电解质、DIC、CRP、血糖、甲状腺功能、肿瘤标志物、类风湿因子、抗链球菌溶菌素"O"未见明显异常。血清抗核抗体 1∶100。血沉 59 mm/h。脑脊液:压力 125 mmH$_2$O,白细胞计数 4×10^6/L,蛋白质 585 mg/L,葡萄糖 2.8 mmol/L,脑脊液氯化物 119 mmol/L。B 超示双侧颌下淋巴结肿大,腹部脏器无殊。MRS 平扫示左侧额叶多发病灶,Cho/NAA 比最高为 1.82(图 10 - 1)。

3. MDT 讨论意见

(1) 神经内科:青年女性,慢性病程,表现为反复癫痫发作伴有反应迟钝、胡言乱语,定位于大脑皮层。定性诊断:炎症性疾病首先考虑,感染、肿瘤性疾病待排。患者曾查自免脑抗体,血清抗 CASPR2 抗体 1∶10,为临界,鉴于此抗体阳性对应的临床综合征为边缘性脑炎、周围神经兴奋性增高、神经性肌强直等,与该患者不相符,且脑脊液中此抗体检测阴性,考虑假阳性可能。

(2) 感染科:患者脑脊液病原学宏基因组弯曲假单胞菌(序列数 2298)、野油菜黄单胞菌(序列数 218)。但患者并无明显发热、头痛、恶心呕吐、意识障碍等化脓性脑膜脑炎表现,头颅 MRI 结果也不符合脑脓肿表现,抗生素治疗效果不佳。这些均提示测序结果假阳性可能,考虑环境污染可能性大。此外,该患者并无系统性化脓性感染证据,血常规、血液病原测序也为阴性,也支持这一点。然而,患者颅内病灶伴有强化和坏死,脑脊液也有炎性改变证据,应考虑结核、真菌、寄生虫等非典型病原感染。可进一步行脑脊液结合感染 Xpert 检测、寄生虫抗体等除外。

（3）神经外科：青年患者，以刺激性症状癫痫发作为主要表现，颅内多发病灶伴有强化、坏死，肿瘤性疾病如淋巴瘤、胶质瘤等不能除外。如充分知情同意，或可活检明确。也可行 PET/CT 进一步判断病灶性质。

4. 后续诊治

经知情同意，患者考虑行脑组织活检明确诊断，遂于 3 月 31 日行左侧额叶病损活检术，术中硬膜下见病灶灰白色，血供不丰富，冰冻切片提示：（左额叶）送检脑组织大片坏死，伴明显血管周围炎，少许怪异胶质反应性增生。4 月 10 日术后石蜡病理：（左额）极少破碎水肿的脑组织内见 T 细胞、浆细胞散在浸润，部分区见血管周围淋巴套现象，部分血管腔狭窄，血管壁有纤维素样渗出，伴有脑软化灶形成，β-淀粉样蛋白（β-amyloid protein）阴性，EBER 原位杂交阴性（图 10-2）。鉴于外周血 ANA 抗体阳性，请临床除外系统性血管炎后首先考虑原发性中枢神经系统血管炎可能性大。分子病理：EBER（－）。免疫组化：Ki-67（灶性 5%＋），CD20（部分＋），CD3（散在＋），CD68（－），MBP（＋），NF（＋），GFAP（脑组织＋），CD38（少量＋），CD138（少量＋），β-淀粉样蛋白（－）。特殊染色：特染 PAS（－），网状染色（－），MASSON（－）。最终诊断：原发性中枢神经系统血管炎，继发性癫痫。4 月 8 日加用激素治疗，逐渐减量，并予硫唑嘌呤长期口服，同时予左乙拉西坦、奥卡西平抗癫痫治疗，后意识改善，未再有癫痫发作。

5. 相关知识点学习

这是一例经活检明确的原发性中枢神经系统血管炎（primary angiitis of the central nervous system，PACNS），这是一种仅累及脑和脊髓中、小血管的炎症性疾病。该病罕见，年发病率仅为 2.4 例/百万人年。常累及中年人群，中位发病年龄约 50 岁，但实际上任何年龄段均可罹患此病。患者常隐匿性或亚急性起病，但也可急性起病。临床表现无特异性，起初可仅诉头痛、神志改变或认知损害，也常有脑梗死或出血所致的急性神经系统局灶性受累表现，如偏瘫、肢体麻木、失语、视听觉障碍等。痫性发作也不少见，与系统性血管炎相鉴别，PACNS 仅累及中枢神经系统，因而发热、皮疹等全身症状少见。患者常无其他如骨关节系统、肺、肾等脏器累及的证据,血沉和C反应蛋白也常在正常范围。大部分患者(80%~90%)腰穿脑脊液检查有单核细胞数的增加和蛋白质含量的增高。MRI异常对诊断该疾病的灵敏度极高,90%~100%的病例有MRI上的改变。然而影像学的改变并非特异,MRI上除了可出现梗死、脑实质出血和微出血病灶等,还可呈现弥漫性脑白质病变、瘤样病变等。病灶常累及双侧皮层或皮层下白质多支血管供血区域,也可累及深部灰质核团或白质,可相互分散可也彼此融合。常伴有脑实质或软脑膜强化。血管造影检查有利于发现受累血管的局限性狭窄,但PACNS多累及中、小血管,难以为CTA及MRA所探及。即便是DSA,多项研究也发现其灵敏度波动在40%~90%。以小血管累及为主的部分PACNS,容易出现DSA阴性。组织病理活检是诊断PACNS的重要标准之一,理想的活检部位应包括硬脑膜、软脑膜、皮质和皮质下白质。但脑活检的灵敏度依然偏低,其灵敏度仅有50%。活检常出现3种组织病理学类型:肉芽肿性炎症、淋巴细胞性炎症和坏死性炎症,三者常合并存在。

1988年,Calbrese和Mallek提出了PACNS的简单诊断标准:①全面检查后依然无法查明原因的获得性神经功能障碍的临床表现;②中枢神经系统血管炎的典型血管造影或组织病理学特征证据;③无系统性血管炎或其他任何可引起这些血管造影或病理表现的疾病。然而,由于PACNS的低发病率,该诊断标准的真实性仍不得而知。总之,该病临床表现广泛而多变,缺乏特异性实验室标志物和影像学特征。即便是DSA及脑组织活检也存在灵敏度的问题。诊断仍以排除其他可能病因为主。

PACNS的一线治疗包括激素和环磷酰胺,其中轻症患者可直接泼尼松1 mg/(kg·d)(最大80 mg/d)口服,或予以甲泼尼龙1 g/d静脉点滴3~5 d冲击治疗,若效果较好可序贯泼尼松口服并逐渐减量,维持2~3个月;对于病情较重的患者可加用环磷酰胺,按体质量2 mg/(kg·d)口服或每个月1 g/m² 体表面积静脉使用,维持3~6个月稳定缓解后可根据疗效换用低毒性二线免疫抑制剂如硫唑嘌呤、吗替麦考酚继续6~12个月的维持治疗。此外,近年来各类单克隆抗体,如肿瘤坏死因子α拮抗剂(anti-TNFα)或利妥昔单抗也逐渐应用于PACNS的靶向治疗,但使用上述制剂的过程中仍需注意感染、肿瘤等并发症。

PACNS总体预后较差,复发率约为30%,死亡率约为10%,死因多为脑梗死。早期诊断并及时使用激素及免疫抑制剂可明显改善预后,其中有20%以

病例十
一例发癫痫的"大"女孩

上患者对免疫治疗效果不佳,对于此类患者需复查头 MRI 及腰穿,警惕疾病复发、机会感染或药物不良反应等其他可能。

6. 专家评述

就此病例而言,患者为青年女性、急性起病、慢性病程、表现为反复发作的癫痫,定位于大脑皮层。病程中无明显发热,查血无风湿免疫相关抗体阳性,C反应蛋白不高。头颅 MRI 提示脑干、左侧基底节、左侧额顶颞叶、双侧枕叶多发异常强化影。定性上考虑肿瘤(副肿瘤)、感染性、炎症性疾病可能大。进一步脑组织活检提示血管炎性改变,考虑诊断 PACNS。治疗上予以糖皮质激素和环磷酰胺。可以使用硫唑嘌呤或吗替麦考酚作为环磷酰胺的后续治疗,但

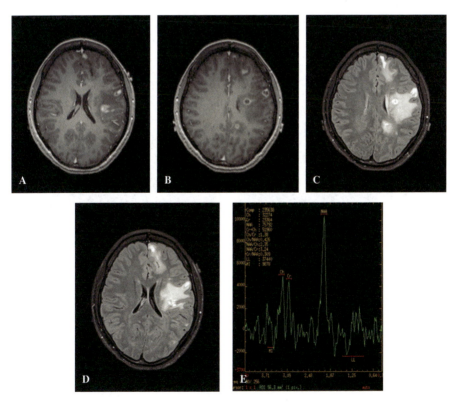

图 10-1　病例头颅 MRI(3 月 26 日)

注:左侧额顶叶多发异常强化影,部分病灶伴空洞形成。Cho/NAA 比最高为 1.82。(A、B)T_1 增强;(C、D)FLAIR;(E)MRS。

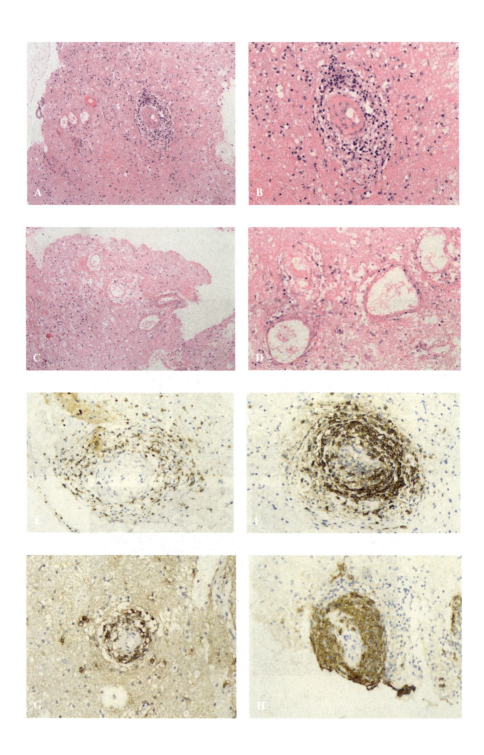

病例十
——一例发癫痫的"大"女孩

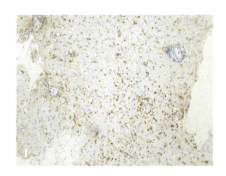

图 10-2 病例脑组织活检病理

注：(A～D)苏木精-伊红染色，A×100，B×200，C×200，D×400。(A、B)可见血管周围淋巴套、血管管腔狭窄，血管壁破坏。(C、D)示血管壁纤维素样变性，周围脑组织软化，见散在泡沫细胞浸润。(E、F)为标记 CD3 和 CD20 的免疫组化染色(E×200，F×200)，可见血管周围淋巴套，以 B 细胞及浆细胞浸润为主，伴有少量 T 细胞。(G～I)为标记 CD38、CD138 和 CD68 的免疫组化染色(G×200，H×200，I×100)。

维持时间需要进一步观察。利妥昔单抗也作为治疗建议之一。治疗过程中需定期随访患者症状及影像学变化。该患者在 MDT 讨论中，相关科室对自身免疫性脑炎抗体和脑脊液宏基因组测序的结果判断也值得深思。

陈教授查房原则之十

"手拉手"原则

何为"手拉手"？万事皆有因果，当一位患者罹患某种特殊疾病时，总有一些危险因素或者疾病会合并出现，称为"手拉手"。最典型的例子就是视神经脊髓炎谱系病(NMOSD)经常会合并一些风湿免疫性疾病，如干燥综合征(Sicca syndrome, SS)。此时诊断出 SS 对 NMOSD 的诊断也有一定的支撑作用。

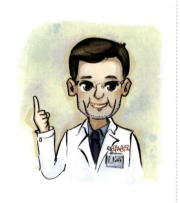

参考文献

[1] ALHALABI M, MOORE PM. Serial angiography in isolated angiitis of the central

nervous system [J]. Neurology,1994,44(7):1221-1226.
[2] AY H, SAHIN G, SAATCI I, et al. Primary angiitis of the central nervous system and silent cortical hemorrhages [J]. AJNR,2002,23(9):1561-1563.
[3] BHATTACHARYYA S, BERKOWITZ AL. Primary angiitis of the central nervous system: avoiding misdiagnosis and missed diagnosis of a rare disease [J]. Prac neuro,2016,16(3):195-200.
[4] BIRNBAUM J, HELLMANN DB. Primary angiitis of the central nervous system [J]. Arch neuro,2009,66(6):704-709.
[5] BYRAM K, HAJJ-ALI RA, CALABRESE L. CNS vasculitis: an approach to differential diagnosis and management [J]. Curr rheumatol rep,2018,20(7):37.
[6] CALABRESE LH, MALLEK JA. Primary angiitis of the central nervous system. Report of 8 new cases, review of the literature, and proposal for diagnostic criteria [J]. Medicine,1988,67(1):20-39.
[7] CAPUTI L, ERBETTA A, MARUCCI G, et al. Biopsy-proven primary angiitis of the central nervous system mimicking leukodystrophy: a case report and review of the literature [J]. J clin neuro,2019,64:42-44.
[8] DEB-CHATTERJI M, SCHUSTER S, HAEUSSLER V, et al. Primary angiitis of the central nervous system: new potential imaging techniques and biomarkers in blood and cerebrospinal fluid [J]. Front neuro,2019,10:568.
[9] DEBOYSSON H, ZUBER M, NAGGARA O, et al. Primary angiitis of the central nervous system: description of the first fifty-two adults enrolled in the french cohort of patients with primary vasculitis of the central nervous system [J]. Arthritis rheumatol,2014,66(5):1315-1326.
[10] HAJJ-ALI RA. Primary angiitis of the central nervous system: differential diagnosis and treatment. Best pract res clin rheumatol,2010,24(3):413-416.
[11] KUMAR R S, SINGH A, RATHORE C, et al. Primary angiitis of central nervous system: tumor-like lesion [J]. Neuro India,2010,58(1):147-149.
[12] PARISI JE, MOORE PM. The role of biopsy in vasculitis of the central nervous system [J]. Semin neuro,1994,14(4):341-348.
[13] PIPITONE N, OLIVIERI I, SALVARANI C; Italian Society of Rheumatology. Recommendations of the Italian Society of rheumatology for the treatment of the primary large-vessel vasculitis with biological agents [J]. Clin Exp Rheumatol,2012,30(1):S139-161.
[14] SALVARANI C, BROWNJR RD, CHRISTIANSON T, et al. An update of the Mayo clinic cohort of patients with adult primary central nervous system vasculitis: description of 163 patients [J]. Medicine (Baltimore),2015,94(21):e738.
[15] SALVARANI C, BROWNJR RD, CHRISTIANSON TJ, et al. Adult primary central nervous system vasculitis treatment and course: analysis of one hundred sixty-three patients [J]. Arthritis rheumatol,2015,67(6):1637-1645.

[16] SALVARANI C, BROWNJR RD, CHRISTIANSON TJ, et al. Mycophenolate mofetil in primary central nervous system vasculitis [J]. Semin Arthritis Rheum, 2015,45(1):55-59.

[17] SALVARANI C, BROWNJR RD, HUNDER GG. Adult primary central nervous system vasculitissystem vasculitis [J]. Lancet (London, England), 2012, 380(9843):767-777.

[18] SARTI C, PICCHIONI A, TELESE R, et al. When should primary angiitis of the central nervous system (PACNS) be Suspected?: literature review and proposal of a preliminary screening algorithm [J]. Neuro sci, 2020,41(11):3135-3148.

[19] SINGHAL AB, TOPCUOGLU MA, FOK JW, et al. Reversible cerebral vasoconstriction syndromes and primary angiitis of the central nervous system: clinical, imaging, and angiographic comparison [J]. Ann neuro, 2016,79(6):882-894.

[20] ZUCCOLI G, PIPITONE N, HALDIPUR A, et al. Imaging findings in primary central nervous system vasculitis [J]. Clin Exp Rheumatol, 2011,29(1 Suppl 64):S104-109.

（整理：杨文波　王靖国　审核：俞海　陈向军）

病例十一

小脑多发病灶的结核性脑膜脑炎

关键词：小脑多发病灶，结核性脑膜脑炎，病原学二代测序

1. 病史介绍

患者，女性，32岁，因"头晕、头痛3个月余"入院。

患者于2021年2月1日无明显诱因出现头痛不适，伴头晕，不伴意识障碍，不伴呕吐，无发热，不伴咳嗽，不伴盗汗。自行服用止痛药物，症状无明显缓解。后头痛不适逐渐加重，至外院神经内科住院治疗。2月9日血常规示：白细胞计数 7.89×10^9/L，中性粒细胞比例60.8%，血红蛋白147 g/L，血小板计数 394×10^{12}/L。2021年2月15日外院首次腰穿，结果显示：压力150 mmH$_2$O，糖 3.41 mmol/L（同步血糖：未测），蛋白质975 mg/L，白细胞计数 14×10^6/L。外院脑脊液病原学二代测序阴性，脑脊液病原学培养等检查结果阴性。隐球菌形态及抗原检测阴性。2021年2月10日头颅MRI结果：双侧大脑半球、脑干、小脑多发结节，考虑结核可能性大。PPD试验强阳性。胸部CT提示：两肺间质性改变。考虑"结核性脑膜脑炎；亚急性血行播散型肺结核"。2021年2月12日起予利福平（450 mg，qd）、异烟肼（600 mg，qd）、吡嗪酰胺（1.5 g，qd）、乙胺丁醇（0.75 g，qd）、莫西沙星（0.4 g，qd）抗结核治疗，呋塞米、甘露醇、甘油果糖降低颅内压治疗。2月20日复查头颅磁共振增强：双侧大脑半球、脑干、左侧小脑多发小结节，考虑结核可能性大（较2021年2月10日旧片，颅内病灶增多，以脑干及双侧丘脑、左侧小脑半球增多为甚）。病程中出现视

物模糊。OCT检查:双眼黄斑视网膜形态尚可,层间未见明显异常。经上述治疗,患者头晕、头痛不适缓解,视物模糊较前好转,无发热,无咳嗽、咳痰,病情好转出院。出院后继续利福平(450 mg,qd)、异烟肼(600 mg,qd)、吡嗪酰胺(1.5 g,qd)、乙胺丁醇(0.75 g,qd)口服抗结核治疗。

后患者因出现头痛及头晕加重,于3月9日至我院急诊就诊。脑脊液检查显示:压力300 mmH$_2$O;生化:糖4.4 mmol/L,蛋白质2 388 mg/L;常规:无色,清亮,有核细胞计数$1×10^6$/L;予甘露醇脱水治疗;3月10日转入我科进一步治疗,查QuantiFeron-TB(QFT)检测结果阳性,抗原刺激管实际γ干扰素[A-N]>10 IU/mL,阳性对照管实际γ干扰素[M-N]>10 IU/mL,阴性对照管γ干扰素[N]2.723 IU/mL。于3月12日行腰椎穿刺术,脑脊液压力215 mmH$_2$O;腺苷酸脱氨酶(2021年3月12日)2 U/L↓;脑脊液生化(2021年3月12日):糖(干式法)3.2 mmol/L,氯(干式法)124 mmol/L,蛋白(干式法)2 138 mg/L↑;脑脊液弓形虫抗体(2021年3月12日):IgM 0.263(-)COI,IgG<0.180(-)IU/mL;脑脊液常规(2021年3月12日):颜色,无色,透明度:清,白细胞计数$3×10^6$/L,红细胞计数$2×10^6$/L,潘氏试验:++;Xpert MTB/RIF(2021年3月12日)结核分枝杆菌DNA:阴性,利福平耐药性相关的*rpoB*基因:阴性;脑脊液隐球菌乳胶定性试验:阴性;脑脊液细菌培养阴性。2021年3月12日腰穿脱落细胞学检查:散在淋巴细胞。3月13日头颅磁共振增强提示:双侧大脑半球异常信号伴环形强化,软脑膜异常强化,双侧丘脑及小脑、鞍上池为著;考虑感染性肉芽肿病变可能性大,结合临床进一步检查(较外院MRI增强有进展)。考虑结核性脑膜炎可能性大,予甘露醇(250 mL,q8 h,ivgtt)降低颅内压;异烟肼0.6 g静滴,利福平0.6 g静滴,利奈唑胺0.6 g q12 h,阿米卡星0.6 g静滴,吡嗪酰胺0.5 g tid,乙胺丁醇0.75 g qd 口服抗结核治疗;地塞米松(2.5 mg,q12 h,ivgtt)抗感染治疗,辅以奥美拉唑口服抑酸护胃治疗。

经治疗,患者症状未见缓解,并且出现眩晕、复视、言语含糊、恶心呕吐加重等症状,复查头颅增强MRI病灶较前进一步增加。

既往史:患者有辅助生殖术史,孕3个月流产。

2. 主要辅助检查结果

(2021年2月9日)血常规:白细胞计数$7.89×10^9$/L,中性粒细胞百分比

60.8%,血红蛋白 147 g/L,血小板计数 $394×10^{12}$/L。

(2021 年 2 月 15 日)腰穿:压力 150 mmH$_2$O;葡萄糖 3.41 mmol/L(同步血糖:未测),蛋白质 975 mg/L;白细胞计数 $14×10^6$/L;外院病原学二代测序阴性;脑脊液病原学培养检查结果阴性;隐球菌形态及抗原检测阴性。

(2021 年 3 月 9 日)腰穿:压力 300 mmH$_2$O;葡萄糖 4.4 mmol/L(同步血糖 6.1 mol/L),蛋白质 2 388 mg/L;无色,清亮,有核细胞计数 $1×10^6$/L,;

(2021 年 3 月 12 日)腰穿:压力 215 mmH$_2$O;葡萄糖 3.2 mmol/L(同步血糖 5.6 mmol/L),氯化物 124 mmol/L,蛋白 2 138 mg/L↑;无色,清亮,白细胞计数 $3×10^6$/L,红细胞计数 $2×10^6$/L,潘氏试验:++;脑脊液自免脑抗体阴性,AQP4 IgG 阴性;腰穿脱落细胞学检查:散在淋巴细胞;脑脊液隐球菌乳胶定性试验:阴性;脑脊液细菌培养阴性。Xpert MTB/RIF 结核分枝杆菌 DNA:阴性;QuantiFeron-TB(QFT)检测结果:阳性,抗原刺激管实际 γ 干扰素[A-N]>10 IU/mL;中性粒细胞 CD64 指数 19.0(升高)。

(2021 年 2 月 10 日)头颅增强 MRI:双侧大脑球、脑干、小脑多发结节,考虑结核可能性大;胸部 CT 未见明显异常。

(2021 年 2 月 20 日)头颅磁共振增强:双侧大脑半球、脑干、左侧小脑多发小结节,考虑结核可能性大,较 2 月 10 日颅内病灶增多,以脑干及双侧丘脑、左侧小脑半球增多为甚。

(2021 年 3 月 1 日)头颅磁共振增强:左侧小脑半球,双侧丘脑多发环形强化和点状强化灶,病灶有增加。

(2021 年 3 月 11 日)头颅磁共振增强:左侧小脑半球,双侧丘脑多发环形强化和点状强化灶,DWI 未见明显增高,病灶较 3 月 1 日有增加(图 11-1)。

3. 入院查体

神志清,精神可,轮椅推入病房,双瞳孔正大等圆,对光反射灵敏,颈软无抵抗,双肺未闻及干、湿啰音,心率 70 次/分,律齐,腹软,无压痛,双下肢肌力正常,行走不稳,布鲁津斯基征(Brudzinski sign)、克尼格征(Kernig sign)阴性。

病例十一
小脑多发病灶的结核性脑膜脑炎

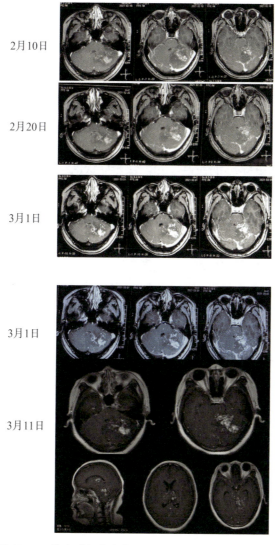

2月10日

2月20日

3月1日

3月1日

3月11日

🎧 图 11-1 治疗过程中患者头颅 MRI 增强提示病灶逐渐增多

4. 病史总结

（1）患者，女性，32岁，因"头晕、头痛3个月余"入院。

（2）查体：行走不稳，视物旋转，颈软无抵抗，四肢肌力正常，布鲁津斯基征、克尼格征阴性。

（3）患者结核 T 细胞免疫阳性。

（4）脑脊液检查未见明显异常。

（5）头颅增强 MRI 提示颅内多发病灶，以小脑为主，抗结核治疗症状未见明显好转，病灶逐渐增多。

5. 诊断要点及鉴别诊断

根据患者病史特点，病程中有头痛、头晕症状，结核 T 细胞免疫强阳性，但脑脊液未检查到结核证据，脑脊液 Xpert 阴性，二代测序阴性，患者头颅增强 MRI 倾向于肉芽肿样改变，结核感染可能，结合患者有辅助生殖术史，不排除血液传播结核可能，结核性脑膜脑炎可能，外院已予抗结核治疗，但患者病情逐渐加重，入我科住院后综合分析患者病史特点，考虑结核感染可能性大，予静脉抗结核治疗，并加用利奈唑胺 0.6 g，q12 h 静滴，阿米卡星 0.6 g，qd 静滴加强抗结核治疗，但患者症状未见明显好转，因此需要进一步检查，脑组织活检等明确诊断。

类固醇治疗有效的慢性淋巴细胞性炎症伴脑桥周围血管强化征（chronic lymphocytic inflammation with pontine perivascular enhancement responsive to steroids，CLIPPERS 综合征）2010 年首次被报道，是指在脑桥、中脑及小脑血管周围以淋巴细胞浸润为主，对类固醇激素治疗有效的慢性炎症性疾病，是一种原因不明的慢性中枢神经系统炎症性疾病；临床上以步态性共济失调、复视、感觉障碍和构音障碍为主要表现。头颅磁共振增强检查显示脑桥、中脑及小脑结节状或"胡椒粉"样高信号病灶，部分累及脊髓、基底节。脑组织病理检查提示脑桥、中脑及小脑血管周围淋巴细胞浸润为主。该患者 CLIPPERS 综合征不能完全排除，需通过脑组织活检等进行鉴别诊断。

6. 讨论目的

患者抗结核治疗后症状未见缓解，病灶逐渐增多，需要进行诊断及鉴别诊断，制订下一步治疗方案。

7. MDT 讨论意见

（1）诊断：颅内感染，颅内占位性病变。

（2）影像科：左侧小脑半球，双侧丘脑多发环形强化和点状强化灶，DWI 未见明显增高，病灶在 10 天内明显增多，由原来的环形强化变成点状强化，且右侧小脑半球出现点状强化，结合外院 PPD 结果及结核 γ 干扰素释放试验阳性结果考虑肉芽肿性病变，尤以结核感染为首先考虑。

（3）神经内科：同意影像科建议。

（4）神经外科：目前患者肿瘤证据不足，内科治疗效果不理想，可考虑活检。

（5）感染科：建议继续抗结核治疗。

8. 后续治疗过程

根据 MDT 会诊建议，继续给予患者抗结核治疗，但患者症状逐渐加重，出现眩晕、行走不稳等，症状未见明显好转。经充分与患者家属沟通，3 月 22 日患者至华山医院西院神经外科住院，并自行停用抗结核药物。3 月 25 日全麻下行"左侧后颅窝病损切除术＋去骨瓣减压"，送组织病理及病原学二代测序；术后患者恢复可，头痛、头晕症状逐渐消失，行走不稳较前好转，并于 4 月 2 日出院等待病理及二代测序报告。2021 年 4 月 15 日～4 月 29 日再次至我科住院复诊，考虑明确诊断"结核性脑膜脑炎"，4 月 15 日起予利福平（450 mg，qd，ivgtt）、异烟肼（600 mg，qd，ivgtt）、吡嗪酰胺（0.5 g，tid，po）、乙胺丁醇（0.75 g，qd，po）联合阿米卡星（0.6 g，qd，ivgtt）抗结核，甘露醇 125 mL 加地塞米松（2.5 mg，qd，ivgtt）脱水降颅压及抑制炎症，辅以补钾、补钙、抑酸护胃、双环醇保肝降酶；2021 年 4 月 19 日复查头颅 MR 增强提示：双侧大脑半球异常信号伴环形强化，软脑膜异常强化，双侧丘脑及小脑、鞍上池为著；考虑感染性肉芽肿病变可能大，较前 2021 年 3 月 12 日强度及范围有所减轻，结合临床进一步检查；4 月 21 日加用利奈唑胺（0.6 g，qd，po）加强抗结核治疗。4 月 26 日复查脑脊液提示：压力 205 mmH$_2$O；同步血糖 5.7 mmol/L；脑脊液葡萄糖（干式法）3.4 mmol/L，脑脊液氯化物（干式法）121 mmol/L，脑脊液蛋白（干式法）

990 mg/L↑;脑脊液常规:无色,清亮,白细胞计数 2×10^6/L,红细胞计数 6×10^6/L,潘氏试验:(±)。患者无头痛头晕,行走不稳症状改善,办理出院。2021年4月29日~5月12日转回当地医院住院,继续抗结核治疗:利福平胶囊(450 mg,qd,po)、异烟肼注射液(600 mg,qd,ivgtt)、吡嗪酰胺胶囊(0.5 g,tid,po)、乙胺丁醇片(0.75 g,qd,po)、利奈唑胺片(0.6 g,qd,po)联合阿米卡星(0.6 g,qd,ivgtt)抗结核;甘露醇125 mL 加地塞米松(2.5 mg,qd,ivgtt)脱水降颅压及抑制炎症,病情稳定。后患者病情明显好转,抗结核治疗1.5年顺利停药,停药后3个月、6个月复查,患者未见病灶复发(图11-2)。

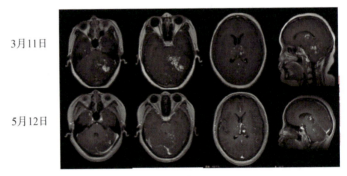

图11-2 术后强化抗结核治疗4周随访头颅 MRI 增强示病灶明显减少

9. 相关知识点学习

中枢神经系统结核病主要是由原发感染肺部的结核分枝杆菌经血流播散到脑和脊髓实质、脑脊膜及其邻近组织形成病灶所致,若病灶破裂导致结核分枝杆菌释放到蛛网膜下腔或脑室则引起脑脊髓膜炎,若病灶逐步增大但并未破入蛛网膜下腔则形成结核瘤。结核病患者中约1%会发生中枢神经系统结核病。由于临床表现的非特异性及实验室检查灵敏度不佳,早期识别和诊断中枢神经系统结核病非常困难,而诊断不及时又会延迟抗结核治疗的时机,导致高病死率和高致残率。

结核性脑膜炎常以非特异性症状起病,包括头痛、发热、畏寒、乏力、精神萎靡、恶心、呕吐、食欲减退、体重下降等,起病急缓不一,以慢性及亚急性起病者居多。脑膜刺激征、颅内压增高征象、癫痫、颅神经受累和肢体运动障碍等局灶神经系统症状体征均可出现。临床特征及脑脊液检查可以帮助鉴别结核性脑膜炎与其他病因引起的脑膜炎，但对无脑脊膜炎症表现的结核瘤或脊髓结核诊断价值有限。

基底池脑膜强化、结核瘤、脑积水和脑梗死是中枢神经系统结核病的主要影像特征，可单独或联合发生。颅底脑膜强化伴或不伴结核瘤是结核性脑膜炎最常见的征象，诊断特异性高。脑实质结核表现包括结核瘤、脑脓肿、结核性脑病和结核性脑炎，其中结核瘤受累区域多为皮、髓质交界区和脑室周围区域，常合并结核性脑膜炎。

中枢神经系统结核病在缺乏病原学诊断依据的情况下，综合临床表现、脑脊液表现、影像学表现和其他部位结核依据通过评分进行临床诊断，对怀疑中枢神经系统结核病患者常规行脑脊液革兰氏染色、墨汁染色、隐球菌荚膜抗原检测、细菌和真菌培养、梅毒、囊虫、布鲁菌血清学检测、脑脊液细胞形态学检查等协助鉴别诊断，对于常规病原筛查阴性或治疗效果不佳的患者，应根据地域、季节等特点进行少见病原的筛查，常规病原筛查阴性时，可进一步行脑脊液病原学二代测序等新技术检查以提高病原学检出率。

所有中枢神经系统结核病强化期疗程不少于 2 个月，全疗程不少于 12 个月，强化期抗结核治疗方案应不少于 4 个有效抗结核药物，异烟肼、利福平、吡嗪酰胺推荐作为优先选择的抗结核药物，乙胺丁醇、二线注射类药物为可选的初始抗结核药物，巩固期不少于 2 个有效抗结核药物，推荐使用异烟肼和利福平，强化期抗结核治疗应用高剂量利福平（静脉应用）、利奈唑胺（静脉应用）、氟喹诺酮可能使重症患者获益。中枢神经系统结核病，尤其是重症患者、抗结核治疗中出现矛盾现象、有脊髓压迫症状的患者接受辅助糖皮质激素治疗。推荐地塞米松每日剂量从 0.3～0.4 mg/kg 起始，逐渐减停，通常疗程 4～8 周。脑内结核瘤患者接受辅助糖皮质激素治疗可能获益，疗程可酌情延长。

10. 转归

患者坚持抗结核治疗后，症状明显缓解，病灶逐渐减少，抗结核治疗 1.5 年顺利停药，停药后 3 个月、6 个月余复诊，未见复发情况。

11. 专家点评

本例诊断困难的结核性脑膜脑炎患者,我们整体诊治思路是非常正确的,但治疗过程中,给予患者强化抗结核治疗症状未见缓解,而且逐渐加重,病灶增多,这时不得不怀疑患者的诊断方向,华山医院中枢神经系统免疫和感染性疾病 MDT 的决定是至关重要的,通过病灶组织活检进行病原学二代测序检查,为患者明确诊断,为临床医生提供了坚持抗结核治疗的信心,最终患者获得有效治疗,痊愈停药。

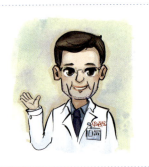

陈教授查房原则之十一

可治性原则

当临床诊断不能马上区分部分疾病,但其中有些是可以治疗的疾病如免疫相关性疾病等时,建议优先诊断这些可以治疗的疾病并给予相应治疗的原则。

参考文献

[1] 2019 中国中枢神经系统结核病诊疗指南[J]. 中华传染病杂志,2020,38(7):400 - 408.

[2] CHAMBERS S T, RECORD C, HENDRICKSE W A, et al. Paradoxical expansion of intracranial tuberculomas during chemotherapy [J]. Lancet, 1984,324(8396):181 - 184.

[3] PHYPERS M, HARRIS T, POWER C. CNS tuberculosis: a longitudinal analysis of epidemiological and clinical features [J]. IJTLD, 2006,10(1):99 - 103.

[4] THWAITES G E, BANG N D, DUNG N H, et al. Dexamethasone for the treatment of tuberculous meningitis in adolescents and adults [J]. NEJM, 2004, 351 (17):1741 - 1751.

[5] WILKINSON R J, ROHLWINK U, MISRA U K, et al. Tuberculous meningitis [J]. Nat Rev Neuro, 2017,13(10):581 - 598.

(整理:高岩　审核:邵凌云　陈向军)

病例十二

反应迟钝的中年患者

关键词：高血氨，脑病，意识障碍，皮质弥散受限

1. 病例介绍

患者，女性，61岁，因"反复出现反应迟钝，肢体抖动3个月"就诊。

2020年11月18日无明显诱因出现反应迟钝，伴双上肢抖动、言语含糊，次日出现意识障碍进行性加重，无法正确对答。11月20日意识障碍继续加重，伴阵发性全身冷汗，至外院予以完善检查，发现血氨明显升高，考虑高氨血症、脑炎可能，予以门冬氨酸降血氨，更昔洛韦抗病毒治疗，甲泼尼龙500 mg冲击治疗5天、甲泼尼龙250 mg联合免疫球蛋白（具体不详）治疗5天，意识未见明显好转。

追问病史，患者9月时曾有类似发作，当地医院考虑"桥本脑炎"，予甲泼尼龙冲击治疗后病情好转，予以出院继续泼尼松40 mg口服2周后，门诊改为30 mg口服至今，当时无血氨资料。

GCS评分：E2V1M1，余未查及阳性定位体征。

MRI检查结果如图12-1所示。

2. 讨论目的

（1）患者反复意识障碍的病因？高氨血症是否可以解释脑损伤？

（2）制订诊疗方案。

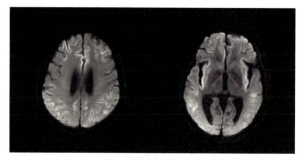

● 图 12-1　头颅 MRI(DWI)两个不同层面横轴位图像

3. MDT 讨论意见

（1）放射科：该患者头颅 MRI 影像学特点是双侧大脑半球皮层广泛对称性异常信号，表现为额叶、颞叶、岛叶及扣带回在 T_2WI、FLAIR 上高信号，特别是在 DWI 上高信号，弥散受限；但枕叶及中央沟旁相对回避，即这两个区域常常不受累及，常表现为磁共振信号正常。这种表现有一定的特点，有利于和其他疾病鉴别；基底节区累及较少，半球白质往往正常；这种脑内多发对称性异常信号，首先要考虑代谢性疾病。

（2）神经内科：同意放射科意见，鉴于结合临床血氨增高、波动于 159～234 μmol/L，且与其意识障碍程度有同步趋势。优先考虑高血氨性脑病。评估肝脏基础疾病和丙戊酸钠等药物使用情况很重要，必要时建议进行基因排查。

（3）神经外科：目前暂无肿瘤性疾病证据，若怀疑有全身肿瘤性疾病，建议做全身 FDG-PET。

（4）感染科：同意代谢性疾病诊断，建议完善肝炎检查，排查有无肝性脑病可能。患者无肝脏病史，目前证据不足。

4. 治疗过程

入我院后完善检查发现，血氨 234 μmol/L，头颅 MRI 示双侧额、顶、颞叶皮层及双侧岛叶、扣带回区基本对称性的多发异常信号，表现为 T_1WI 低信号、T_2WI、FLAIR、DWI 高信号。腰穿：压力 160 mmH$_2$O，白细胞计数 $14×10^6/L$、红细胞计数 $2200×10^6/L$、单核细胞 6/14、多核细胞 8/14、葡萄糖 2.9 mmol/L、氯化物 130 mmol/L、蛋白 2 657 mg/L。脑脊液寡克隆带、脑脊液脱落细胞、脑脊液 LDH、脑脊液乳酸、血及脑脊液自身免疫性脑炎抗体全套(表 12-1)、血 AQP4、MOG、MBP 抗体均正常。外送氨代谢检查提示氨代谢异常,完善血尿串联质谱,鸟氨酸循环代谢氨基酸正常。全外显子基因测序未见明显异常。予以左卡尼汀调整氨代谢,血氨恢复正常,意识较前好转。

表 12-1 患者入院后排查的自体免疫性脑炎抗体谱

项目	结果	参考值	检测方法
抗 NMDAR 抗体 IgG	阴性(-)	阴性(-)	转染细胞法
抗 AMPAR1 抗体 IgG	阴性(-)	阴性(-)	转染细胞法
抗 AMPAR2 抗体 IgG	阴性(-)	阴性(-)	转染细胞法
抗 LGI1 抗体 IgG	阴性(-)	阴性(-)	转染细胞法
抗 CASPR2 抗体 IgG	阴性(-)	阴性(-)	转染细胞法
抗 GABABR 抗体 IgG	阴性(-)	阴性(-)	转染细胞法
抗 DPPX 抗体 IgG	阴性(-)	阴性(-)	转染细胞法
抗 IgLON5 抗体 IgG	阴性(-)	阴性(-)	转染细胞法
抗 GlyRα1 抗体 IgG	阴性(-)	阴性(-)	转染细胞法
抗 GABAARα1 抗体 IgG	阴性(-)	阴性(-)	转染细胞法
抗 GABAARβ3 抗体 IgG	阴性(-)	阴性(-)	转染细胞法
抗 GABAARγ2 抗体 IgG	阴性(-)	阴性(-)	转染细胞法
抗 D2R 抗体 IgG	阴性(-)	阴性(-)	转染细胞法
抗 Neurexin3α 抗体 IgG	阴性(-)	阴性(-)	转染细胞法
抗 GAD65 抗体 IgG	阴性(-)	阴性(-)	转染细胞法

5. 诊断及鉴别诊断

最终诊断:高血氨性脑病。

结合患者既往病史及相关影像学结果,需要与以下疾病相鉴别。

(1) 自身免疫性脑炎:儿童、青少年、成人均可发生,其中最常见为抗 NMDAR 脑炎,占 80%,主要见于青年与儿童。临床以精神行为异常、癫痫发作、近事记忆障碍等多灶或弥漫性脑损害为主要表现,免疫治疗总体效果良好。MRI 大部分患者没有明显异常,若有病灶往往累及边缘系统 T_2 或者 FLAIR 异常高信号,单侧或双侧,或者其他区域的皮层区 T_2 或 FLAIR 异常高信号;DWI 常常也可见皮层区出现条带状异常高信号影;但无双侧枕叶及中央沟旁皮层区相对回避现象,往往合并畸胎瘤,血氨不会明显升高。

(2) 可逆性后部脑病综合征(posterior reversible encephalopathy syndrome,PRES):见于子痫与产前子痫、急性与亚急性高血压、尿毒症等患者,发病机制为血管内皮细胞损伤导致血脑屏障破坏,细胞毒性水肿与血管源性水肿并存。各年龄段均可发病,以 20~40 岁多见,女性明显多于男性;临床特点包括头痛、抽搐、意识障碍、呕吐等。依据影像学表现可将 PRES 分为典型的 PRES 和变异型 PRES 两类。在典型的 PRES 中,顶枕叶受累常见,通常累及皮质下白质,较少累及皮质;其包括以下 3 类:额上沟型、全分水岭型和顶枕叶型;额上沟型 PRES 主要累及顶枕叶与额叶额上沟旁白质,而额极不受累。全分水岭型 PRES 典型病变位于 ACA-MCA 和 MCA-PCA 分水岭区,额极(皮质前型分水岭区)受累是其特征(与额上沟型鉴别点)。顶枕叶型 PRES 主要累及顶枕叶皮质下白质和皮质,常常仅有顶枕叶后部受累。颞叶可有不同程度受累。中央变异型 PRES 是指病灶仅累及基底节或脑干,可伴有丘脑或脑室旁白质受累,而典型的额顶枕区皮质及皮质下白质不受累。各种类型 PRES 的 MRI 表现的主要病理学基础为受累区呈现血管源性水肿,即 T_1WI 低信号,T_2/FLAIR 高信号,DWI 等或低信号,ADC 高信号,病情进展或严重情况下受累区域 DWI 可呈高信号;不完全对称;T_2* 及 SWI 常可见出血信号。

(3) 肝性脑病:由各种严重的肝脏疾病引起的以代谢紊乱为基础的中枢神经系统功能失调综合征,典型临床表现为意识障碍、行为异常、特征性的扑翼样震颤及神经肌肉异常。急性肝性脑病 CT 和 MR 显示广泛脑水肿,双侧大脑半球灰白质交界区缺血性改变。慢性肝病的 MRI 表现为双侧对称性苍白球与黑质 T_1WI 高信号,80%~90% 慢性肝衰竭患者存在该征象。与锰聚集相关。垂体及下丘脑也可出现,更少见。肝移植术后约 1 年可消失。其他表现:脑萎缩。

6. 结局和预后评估

患者病情反复迁延,就诊后通过 MDT 综合判定,明确诊断,给予降氨、对症支持治疗后,意识转清,复查 MRI 增强病灶较前明显消退。但患者随后在外院诊治中发现恶性肿瘤,最终预后不佳。

7. 相关知识点学习

(1) 高血氨性脑病:也称高氨血症脑病,是一种严重的神经系统疾病,常见于肝和肠道疾病等情况,是由于体内氨基酸代谢紊乱导致血液中氨水平升高,进而导致神经系统功能障碍所引发的疾病。该病常表现为行为异常、认知障碍、昏迷,其至死亡。

高血氨性脑病的病因多种多样,其中以肝脏疾病和肠道疾病最为常见。肝脏疾病包括肝硬化、肝细胞癌、先天性胆囊闭锁等;肠道疾病包括溃疡性结肠炎和克罗恩病等。此外,营养不良、药物诱导(尤其是丙戊酸钠)和遗传病等也是引起高血氨性脑病的原因之一。

高血氨性脑病具有典型的神经精神症状,如嗜睡、记忆力下降、定向力和计算能力受损等,病情愈发严重则会出现昏迷和抽搐症状。此外,患者还常表现出口腔异味和肝掌等生理症状。

高血氨性脑病的诊断主要通过检查血液中氨和尿素氮水平,血氨水平的升高是该疾病的主要指标。此外还需进行脑电图检查和神经影像学检查,以评估患者的脑功能状态。

高血氨性脑病一旦发生,应立即将患者转移至 ICU 进行密切监护。此外,应尽可能地减少氨的积聚和中毒的影响。常用的药物有 L-鸟氨酸(L-ornithine)、L-精氨酸(L-arginine)和乳酸钠等。在高氨血症期间,应限制患者蛋白质的摄入,以避免氨的积聚。当初级治疗的药物和措施不能有效减轻病情时,应进行二级治疗。二级治疗主要是腹膜透析或肝脏移植。腹膜透析术可以在短时间内有效地清除体内过多的氨,从而缓解患者的症状。肝脏移植是一种较为激进的治疗方法,对于患有晚期肝病或其他原因导致的高血氨性脑病患者来说,这是一种可行的治疗方案。此外,高血氨性脑病患者常发生营养不良,为避免进一步加重病情,应提供充足、均衡的营养支持。在进行营养治疗时,应限制患者摄入过多的氮质,以降低氨含量。

总之,高血氨性脑病是一种严重的疾病,需要及时诊断和治疗。治疗方案中应重视初级治疗,并在必要时采取二级治疗,同时给予营养支持和护理照顾,以提高治疗效果和生活质量。

(2) 血氨生产和代谢的途径如图 12-2 所示。

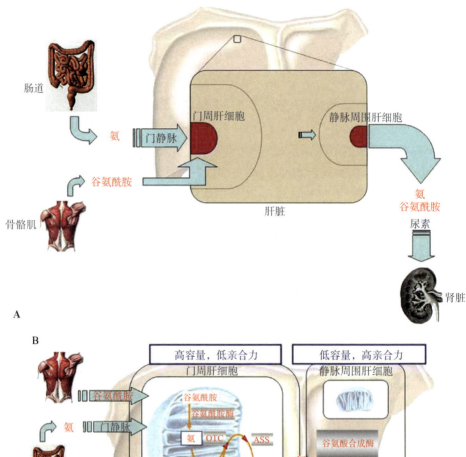

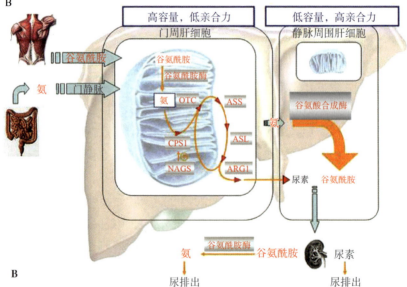

图 12-2 血氨生产及代谢途径

注:NAGS:N-乙酰谷氨酸合成酶;ASS:精氨酸琥珀酸合成酶;CPS1:氨甲酰磷酸合成酶 1;ASL:精氨酸丁二酸裂解酶;OTC:鸟氨酸转氨淀粉酶;ARG1:精氨酸酶 1。

病例十二
反应迟钝的中年患者

图 12-2A 为肠道和骨骼肌(产生氨和谷氨酰胺的器官)与肝脏和肾脏(代谢氨的器官)相互作用的简化图。氨主要在肝脏中代谢,而谷氨酰胺主要在肾脏中代谢。图 12-2B 示肝脏中两个氨代谢区:门周肝细胞和静脉周围肝细胞。在门周肝细胞中,大量氨和少量谷氨酰胺通过尿素循环代谢为尿素。在静脉周围肝细胞中,剩余少量的氨通过谷氨酰胺合成酶(glutamine synthetase)的作用成为谷氨酰胺。最终尿素和谷氨酰胺重新进入循环,分别经尿液排出或在肾脏中通过谷氨酰胺酶(glutaminase)进一步代谢。尿素循环参与的酶有:N-乙酰谷氨酸合成酶(N-acetylglutamate synthase,NAGS)、氨甲酰磷酸合成酶 1(carbamoylphosphate synthetase 1,CPS1)、鸟氨酸转氨淀粉酶(ornithine transcarbamylase,OTC)、精氨酸琥珀酸合成酶(argininosuccinate synthetase,ASS)、精氨酸丁二酸裂解酶(argininosuccinate lyase,ASL)、精氨酸酶 1(arginase 1,ARG1)。

(3) 高血氨性脑病的护理:高氨血症是一种严重的代谢紊乱,可导致意识障碍、昏迷甚至死亡。对于出现意识障碍的高血氨性脑病患者,护理工作至关重要,建议如下,①意识障碍患者需要监测生命体征:密切观察患者的心率、呼吸、血压和体温等生命体征,及时发现异常并采取相应措施。②确保呼吸道通畅:保持患者的呼吸道通畅,避免舌根后坠或呕吐物堵塞气道。如有必要,可采用气管插管或人工呼吸机辅助呼吸。③维持水电解质平衡:根据医嘱给予适当的液体和电解质补充,以防止脱水和电解质紊乱,尤其是低钾,增加肾氨产生,合并代谢性碱中毒易促进血氨入脑。同时,定期检测血钠、血钾等指标,调整治疗方案。④积极预防感染:高氨血症患者免疫力低下,容易发生感染,尤其是尿路感染,可引起血氨升高。加强病房环境的清洁消毒,严格执行无菌操作规程,减少交叉感染的风险。⑤促进氨排出:鼓励患者多饮水、多吃蔬菜、水果等富含纤维素的食物,促进肠道蠕动,加速氨的排出。必要时可使用泻药或灌肠剂帮助排便,如乳果糖。⑥患者苏醒后需要进行心理支持:与患者建立良好的沟通关系,了解其需求和感受,提供必要的心理支持。家属也应积极参与护理工作,共同照顾患者。⑦防止意外伤害:高氨血症患者可能出现抽搐、痉挛等症状,需采取相应的安全措施,如加装床栏、使用约束带等,防止意外伤害的发生。

对于出现意识障碍的高氨血症患者,营养支持是治疗的重要组成部分,可以在营养科的帮助下制订饮食计划,建议如下,①低蛋白饮食:营养状态良好的高氨血症患者可能需要限制蛋白质的摄入量,以减轻肝脏负担。建议选择优质蛋白质(每天 1.2～1.5 g/kg),并控制每餐蛋白质的总摄入量,虽然没有良好的临床证据,但可作为急性期的营养推荐。同时避免静脉高营养,以减少氨负荷。②足够的碳水化合物补充:高血氨患者需要保证热量摄入,减少蛋白质的分解,碳水化合物是能量的主要来源,可以提供足够的热量(建议每天 35～40 kcal/kg)。建议选择低 GI 值的碳水化合物食物,如全麦面包、糙米、燕麦片等,以保持血糖稳定,若补液建议用糖水,减少盐溶液摄入。③补充维生素和矿物质:高氨血症患者可能出现营养不良的情况,因此需要适当补充维生素和矿物质。建议多食用新鲜蔬菜、水果等富含维生素和矿物质的食物。如果需要额外补充,可以在医生或营养师的建议下使用维生素和矿物质补充剂。

总之,针对高氨血症出现脑病的患者,护理计划在治疗过程中非常重要,需要根据患者的具体情况制订个性化的护理和饮食计划,并密切监测患者的营养状况和病情变化。

8. 专家点评

在患者的诊治过程中,MDT 讨论起到了良好的承接作用,为患者跨学科诊治创造便利。对于疑难病例应进行 MDT 讨论,提高工作效率,造福患者。

高血氨性脑病常见于肝硬化、肝肾综合征患者,其他还有先天性代谢异常,如尿素循环障碍、有机酸尿症、肉毒碱缺乏等。药物也可引起血氨增高,最常见的药物是抗癫痫药物如丙戊酸。脑组织对血氨水平的升高十分敏感。研究证实,血氨可增加脑的氧化应激,升高渗透压,导致星形胶质细胞肿胀,引起血脑屏障损伤;影响多种信号转导通路、基因表达和转录后蛋白质修饰,最终导致星形胶质细胞和神经元等的损伤。

高血氨性脑病的 MRI 典型表现为对称性双侧皮质受损,受累皮层(常常包括双侧额、颞叶、岛叶和扣带回皮质)T_2 及 FLAIR 信号增高;较为特征性的是受累皮层弥散受限,DWI 表现为皮层区绸带状异常高信号影;而中央沟旁顶叶皮层、枕叶中央皮质及基底节区往往不受累,局部 MRI 各个序列信号基本正常。影像学特点及临床表现在治疗后往往是可逆的,可以后期再行 MRI 随访。

陈教授查房原则之十二

主诊医师原则

"当你有一个手表,你知道几点钟;当你有3个手表,可能你就不知道是几点了"。所以在一个医疗团队里对一名患者只能有一个主诊医师,为患者制订主要的诊治方案,其他医生需要统一口径,以防出现分歧。若存在治疗意见不统一,可在诊疗小组中讨论后再统一与患者交流。

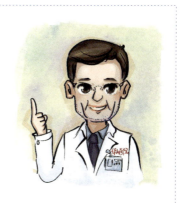

参考文献

[1] 董为伟.神经系统与全身性疾病[M].北京:科学出版社,2017.

[2] BRUSILOW SW. Hyperammonemic encephalopathy [J]. Medicine (Baltimore), 2002, 81(3): 240-249.

[3] CARVALHO DR, FARAGE L, MARTINS BJ, et al. Brain MRI and magnetic resonance spectroscopy findings in patients with hyperargininemia [J]. J Neuroimaging, 2014, 24(2): 155-160.

[4] HABERLE J. Clinical practice: The management of hyperammonemia [J]. Eur J Pediatr, 2011, 170(1): 21-34.

[5] ITO H, OGAWA Y, SHIMOJO N, et al. Delayed cerebral abnormalities in acute hyperammonemic encephalopathy [J]. Cureus, 2020, 12(9): e10306.

[6] STERGACHIS AB, MOGENSEN KM, KHOURY CC, et al. A retrospective study of adult patients with noncirrhotic hyperammonemia [J]. J Inherit Metab Dis, 2020, 43(6): 1165-1172.

[7] WALKER V. Ammonia metabolism and hyperammonemic disorders [J]. Adv Clin Chem, 2014, 67: 73-150.

(整理:田觅 刘宽 点评:刘含秋 王玉 审核:陈向军)

病例十三

消失的脑干"占位"

关键词：可逆性后部脑病综合征，高血压，磁共振成像

1. 病例介绍

患者，男性，49岁，2023年5月底无明显诱因出现头晕、视物模糊、行走不稳。至外院就诊，血压260/180 mmHg，考虑高血压，予以相关降压药（具体不详）治疗，血压未见明显下降，临床症状未见明显好转。头颅MRI平扫加CT平扫提示脑干占位。有低热和胸闷，新型冠状病毒（COVID-19）咽拭子核酸（＋）。血常规：血红蛋白（Hb）82 g/L。

2. 体格检查

SO_2 98%，P 115次/分，BP 180/120 mmHg。下肺叩诊浊音，呼吸音稍低。患者意识清醒，无说话写字障碍。行走不稳，双下肢乏力。

3. 辅助检查

图13-1～13-4示患者影像检查结果。

病例十三 消失的脑干"占位"

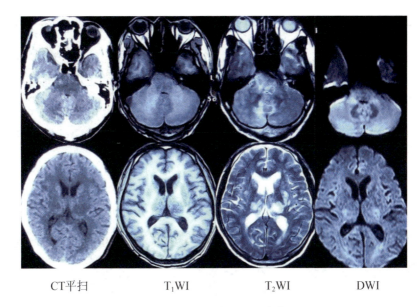

    CT平扫 T_1WI T_2WI DWI

图 13-1　患者外院影像资料

注：CT 横断面平扫示脑干肿胀，呈低密度影，双侧基底节区斑片状低密度影；MR 平扫示脑干形态欠规则，向右前方凸起伴信号异常，双侧基底节区异常信号灶，T_1WI 均呈低信号，T_2WI 均呈高信号，DWI 脑干病灶信号均未见明显增高，双侧基底节信号局部升高。

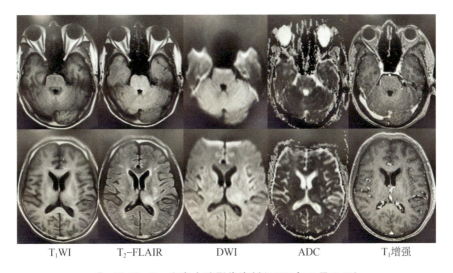

   T_1WI T_2-FLAIR   DWI   ADC T_1增强

图 13-2　患者本院影像资料(2023 年 6 月 5 日)

注：患者头颅 MR 增强检查示脑干、左侧丘脑及基底节区异常信号灶，T_1WI 呈低信号，T_2-FLAIR 呈高信号，DWI 病灶信号未见明显增高，ADC 呈等、稍高信号，增强后病灶未见明显强化。

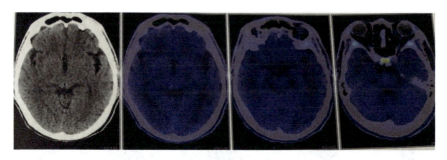

图 13-3　患者本院影像资料(2023 年 6 月 10 日)

注:蛋氨酸 PET/CT 示左侧基底节区、丘脑及脑干左侧(中脑及脑桥明显)密度欠均匀,未见蛋氨酸代谢异常增高。

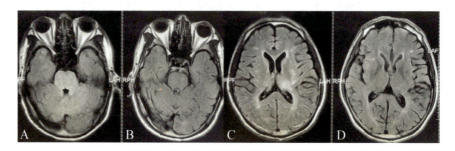

图 13-4　患者本院影像资料对比

注:(A、C)患者 2023 年 6 月 5 日头颅 T_2-FLAIR 序列;(B、D)2023 年 6 月 20 日头颅 T_2-FLAIR 序列;两次 MR 示患者脑干、左侧丘脑及基底节区病灶明显缩小、好转。

4. 讨论目的

(1) MRI 提示患者脑干、左侧丘脑及基底节区异常信号灶,明确病变性质。

(2) 制订诊疗方案。

5. MDT 讨论意见

2023 年 6 月 15 日 MDT 门诊讨论如下。

(1) 简要病史回顾:今年 5 月底患者出现头晕伴视物模糊、行走不稳,患者有高血压病史,同时 MRI 提示脑干占位。2023 年 6 月 3 日患者至我院急诊就诊,诊断意见:脑干占位,高血压,新冠病毒阳性,行对症和降血压处理,神经外科会诊。进一步完善头颅 MR 增强、MRS 及氨基酸 PET 检查,明确诊断,脑干胶质瘤待排。

(2) 神经外科:患者脑干病变,见丘脑、基底节均有病灶,虽有部分肿胀,但经过治疗后好转,与肿瘤性病变不符合,可考虑先行内科保守治疗。

(3) 影像科:头颅 MRI 增强(本院 2023 年 6 月 5 日)示脑干、左侧丘脑及基底节区异常信号灶,相对外院头颅 MRI 基底节区部分 FLAIR/DWI 高信号吸收,脑干局部凸起好转;蛋氨酸 PET/CT 检查(本院 2023 年 6 月 10 日)示左侧基底节区、丘脑及脑干左侧份(中脑及脑桥明显)密度欠均匀,未见蛋氨酸代谢异常增高,结合病史,目前考虑恶性病变依据尚不足。基于上述表现脑干肿瘤暂不考虑,新冠病毒导致脑干及双侧基底节区脑炎待排,患者高血压病史,降压对症处理后脑干病变及基底节区病变短期快速恢复,考虑后部可逆性脑病综合征不除外,请参考神经内科及感染科意见。完善头颅 MRS 检查,进一步鉴别脑干胶质瘤。

(4) 感染科:患者入院后完善检查发现新冠病毒核酸检测阳性,出现低热症状,肺部 CT 示两肺少许炎症,双侧胸腔积液,考虑新冠病毒感染所致。另考虑新冠病毒亦可累及神经系统,颅内多表现为多灶性的长 T_1、长 T_2 信号灶,部分弥散受限,请神经内科考虑,是否能除外新冠脑炎,必要时做腰穿完善脑脊液生化检查。

(5) 神经内科:考虑患者有高血压病史,入我院后一直行降压治疗,临床症状较前好转,与脑炎发病病程不符。综合入院后患者的临床及影像表现,诊断为可逆性后部脑病综合征(posterior reversible encephalopathy syndrome, PRES)。

6. 治疗过程

患者入我院后完善实验室检查:肌酐 280 μmol/L,尿系列蛋白升高,尿 PCR(尿蛋白肌酸比)828.8 mg/g,尿白蛋白肌酸比(ACR)241.21 mg/g,甲状旁腺激素(PTH)111 pg/mL,铁蛋白 1 154 μg/L,抗核抗体(ANA)1∶320,RO - 52 阳性,抗肾小球基底膜抗体(GBM)单克隆未见,补体正常,proBNP(B 型利钠肽原)1 590 ng/L,尿红、白细胞正常,蛋白(1+);B 超:双肾及双侧肾动脉未见明显异常;血压 180/120 mmHg;临床予以尼卡地平注射液及托拉塞米注射液治疗,患者血压降至140/90 mmHg,后收缩压降至130 mmHg,血压稳定后予以奥美沙坦、氢氯噻嗪、CCB类药物治疗;同时予以低钠、限水、优质低蛋白饮食。头颅MRI增强(本院2023年6月5日)示内脑干、左侧丘脑及基底节区异常信号灶,较外院MRI好转;PET/CT未见蛋氨酸代谢异常增高,结合病史,考虑恶性病变依据尚不足。(本院2023年6月17日)脑干MRS示脑桥异常信号区MRS提示胆碱代谢不高;经过临床对症治疗,影像表现及临床症状均较前好转,后续继续控制血压,根据复查肾功能、电解质调整降压药物,并行MRI随访颅内病灶变化。

7. 最终诊断

最终诊断为可逆性后部脑病综合征(PRES)。

8. 鉴别诊断

结合患者既往病史及相关影像学结果,患者目前需要与以下疾病相鉴别。

(1) 脑干胶质瘤:可发生于中脑、脑桥和延髓,脑桥最常见。CT平扫呈低密度、等密度或混杂密度,少数可见钙化及出血,MR检查 T_1WI 为低信号,T_2WI 及FLAIR呈高信号,合并出血时 T_2* 及SWI呈低信号,当PRES主要累及脑干时,两者影像学表现相似,但胶质瘤短期内影像学表现不会发生明显变化,而该患者经过临床治疗,颅内病灶较前明显缩小、好转,氨基酸PET及MRS代谢均未明显升高,与胶质瘤表现不符,因而可排除胶质瘤。

(2) 新冠病毒感染急性坏死性脑炎(acute necrotizing encephalopathy, ANE):常出现发热、头痛、嗜睡、精神状态改变、意识状态改变、癫痫等症状。MR检查表现为颅内多灶性的长 T_1、长 T_2 信号,弥散受限,当脑炎发生于脑干及双侧基底节区、丘脑时,影像表现与PRES表现有重叠,但脑炎动态监测MRI影像学变化与PRES不同,后者对症处理后影像恢复变化快,与脑炎可鉴别。同时脑脊液检查可见蛋白质含量升高,白细胞增多,以淋巴细胞增多为主。脑电图检查也可出现双侧弥漫性慢波,并可出现局灶性癫痫样放电。

(3) 可逆性脑血管收缩综合征(reversible cerebral vasoconstriction syndrome, RCVS):女性多见,平均发病年龄为42岁。临床特征是霹雳样头痛(起源于枕部,常为双侧弥漫性)和可逆性脑血管收缩,其诱因包括偏头痛、女性生殖激素水平的变化(如分娩、口服避孕药),以及使用血管收缩药物等。影像学特征性表现为 DSA/CTA/MRA 发现脑动脉弥散性/节段性收缩。

(4)急性脑梗死:好发于中老年人,高血压、脑动脉粥样硬化等都是其危险因素。脑梗死特别是后循环系统的梗死,如典型的基底动脉尖综合征,临床表现包括眼球运动障碍、瞳孔异常、觉醒和行为障碍,伴有记忆力丧失,对侧偏盲或皮质盲,少数患者出现大脑脚幻觉。影像学表现多累及枕叶中线旁白质,常伴丘脑、中脑、小脑多发梗死灶,对称或不对称性分布,DWI 呈高信号,ADC 呈低信号。本例外院 MRI 未见典型梗死表现。

(5)静脉窦血栓(cerebral venous sinus thrombosis,CVST)形成:在各年龄组均可发病,发病高峰年龄在 20～30 岁。病因主要包括感染、血液高凝状态等。CTV/MRV 能发现静脉窦不规则狭窄、闭塞或静脉窦内充盈缺损,从而与 PRES 鉴别。

(6)脑桥中央髓鞘溶解症(central pontine myelinolysis,CPM):病灶位于脑桥基底部,可向上波及中脑和脑桥背盖。CT 为边界清晰的低密度,MRI 为 T_2 均匀一致的高信号,周围无水肿及明显的占位效应。增强扫描可见周围明显环形强化。有时与 PRES 影像表现有重叠。该病常见于长期饮酒和营养不良患者,有明显低钠血症,血钠低于 130 mmol/L,且往往有纠钠过快的临床过程,脑干病灶可见"三叉戟"样特征表现。

(7)肾上腺脑白质营养不良(adrenoleukodystrophy,ALD):好发于儿童,也可见于成年人,几乎均为男性。为 X 染色体连锁隐性遗传病,由过氧化氢酶缺乏导致。长链脂肪酸病理性堆积引起脑白质进行性脱髓鞘及肾上腺皮质功能低下。病灶从后向前发展,即从颞顶枕交界区开始,额叶受累较晚,T_2WI 及 FLAIR 多表现为双侧侧脑室三角周围白质对称性高信号,两侧成蝴蝶状改变。

9. 结局和预后评估

患者经过积极对因治疗,临床症状好转,短期复查 MRI 示颅内病灶较前缩小、好转。患者出院后 1 个月电话回访,目前患者血压稳定,无明显中枢神经系统相关异常症状。

10. 专家点评

在患者的诊治过程中，MDT 讨论起到了良好的承接作用，为患者跨学科诊治，创造便利，因此提倡对疑难病例进行 MDT 讨论，多学科专家及时介入，利于早期及时明确临床诊疗方向，提高工作效率，造福患者。该患者发病初期表现为脑干局部外生性占位是临床鉴别诊断难点。诊断要点如下。

(1) PRES 典型 MRI 表现为双侧大脑半球后部白质为主的血管源性水肿，病灶在 T_1WI 呈低信号，T_2WI/FLAIR 为斑片状及多灶性高信号，T_2* 及 SWI 部分可见出血信号；少数同时伴有 DWI 高信号。

(2) PRES 影像表现部位不典型（如 MRI 表现为脑干、丘脑及基底节区异常信号灶）或血脑屏障破坏，病灶出现强化时与脑炎或胶质瘤影像表现有重叠，有时临床较难鉴别，MRS 和（或）PET/CT 代谢不高有助于鉴别胶质瘤。另外，短期头颅 MR 增强动态随访病灶明显吸收好转，有助于进一步与肿瘤、脑炎鉴别。

(3) 脑干及双侧基底节区脑炎患者通常有较严重的神经意识状态改变，与本例患者临床表现不符，有助于鉴别。

(4) 脑桥中央髓鞘溶解症患者通常有严重的电解质紊乱，如低钠血症。本例患者并无低钠和过快纠钠病史，临床也并无严重的构音及吞咽困难、四肢瘫等过程，与本例患者主要表现为头晕及视物模糊的主要临床表现不符，有助于鉴别。

患者入院时血压较高，而中重度高血压是 PRES 最常见的病因之一，血压升高可导致脑血流自动调节的丧失和血脑屏障的破坏，可引起脑水肿，从而出现中枢神经系统症状。通过降压治疗，患者的临床症状亦有所好转，而影像学及临床表现的可逆性亦是 PRES 的特点。初期影像表现较严重，最初几周内短期再行 MRI 复查观察颅内病灶的变化有助于明确诊断。

11. 相关知识点学习

PRES 是一组中枢神经系统综合征，临床表现包括头痛、意识状态改变、癫痫发作和视觉障碍。神经影像学上显示以双侧大脑后部白质为主的血管源性水肿。

后部白质较常受累的原因尚不明确,可能与后循环血管交感神经支配相对较少有关,交感神经介导的血管收缩可能更有效地保护前循环中的小穿通动脉免受急性高血压过度灌注。

研究显示多种疾病可能导致 PRES 的发生、发展,最常见的病因包括中重度高血压、子痫前期/子痫、自身免疫性疾病(如系统性红斑狼疮)、联合化疗及骨髓和干细胞移植等,其中最关键的因素是血压升高导致脑血流自动调节的丧失和血脑屏障的破坏,引起血管源性脑水肿。

通常认为 PRES 的病理生理机制主要有以下两种。

(1)高灌注学说:当血压急性升高时,超过脑血管自动调节的上限,脑血管被动扩张,脑灌注压升高,导致血脑屏障障碍,最终导致血浆及大分子外渗,产生血管源性或点状出血。

(2)内皮功能障碍学说:由循环内源性及外源性毒素导致内皮功能障碍,而血管内皮的关键特征是通过内皮间黏附分子保持血管完整性,因此当内皮功能障碍时,就会导致血管通透性增加及间质性脑水肿形成。

PRES 的典型 MRI 表现为双侧大脑后部白质为主的血管源性水肿。病灶在 T_1WI 呈低信号,T_2WI/FLAIR 为斑片状及多灶性高信号。部分患者在 MRI 上可见弥散受限,通常表现为在大片血管源性水肿内出现较小区域的弥散受限病灶,弥散受限的出现通常与不可逆的损伤和临床不完全恢复相关。T_2*及 SWI 部分患者可见出血信号。约 20% 的 PRES 患者行 MRI 增强时可见到强化病灶。软脑膜强化最常见,偶尔可以观察到明显的脑回样皮质强化。异常强化反映了局部血脑屏障的破坏。病灶通常累及皮质下白质,皮质亦可累及,水肿多为双侧,不完全对称。

目前尚缺乏既定的诊断标准,通常是排他性诊断。Fugate 提出以下可供参考的 PRES 诊断方法:患者有头痛、癫痫、视觉障碍、意识模糊等急性或亚急性发作的神经系统症状;具有基础疾病的诱因(高血压、子痫前期/子痫、免疫抑制、自身免疫性疾病、肾功能不全);影像上表现为双侧大脑后部白质为主的血管源性水肿,但是可逆的;临床排除了其他疾病的可能性。

PRES 是预后良好甚至完全可逆的神经系统综合征,早期诊断、积极对因对症治疗,多数患者可完全缓解。

陈教授查房原则之十三

症状演变原则

去一个地方路上经过的,在原路返回的时候也会再经历一遍,但与去的时候顺序是反的。临床上也是如此,患者往往存在神经系统发病时的刺激性症状到破坏性症状的过程,恢复期会经历从破坏性到刺激性症状的演变。不用怕,这是好转的表现。

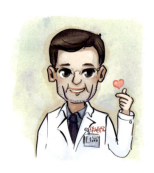

参考文献

[1] 俞海,李振新,卢家红,等.脑干肿胀伴可逆性颅内多发病灶的高血压脑病二例[J].中华神经科杂志,2008,41(1):67-68.

[2] ABRAHAM P, LONGARDNER K, CHEN P, et al. Case 279: central-variant posterior reversible encephalopathy syndrome [J]. Radiology, 2020,296(1):239-243.

[3] COVARRUBIAS DJ, LUETMER PH, CAMPEAU NG. Posterior reversible encephalopathy syndrome: rrognostic utility of quantitative diffusion-weighted MR images [J]. Am J Neuroradiol, 2002,23(6):1038-1048.

[4] DUCROS A. Reversible cerebral vasoconstriction syndrome [J]. Lancet Neurol, 2012,11(10):906-917.

[5] FUGATE JE, RABINSTEIN AA. Posterior reversible encephalopathy syndrome: clinical and radiological manifestations, pathophysiology, and outstanding questions [J]. Lancet Neurol, 2015,14(9):914-925.

[6] GEOCADIN RG. Posterior reversible encephalopathy syndrome [J]. N Engl J Med, 2023,388(23):2171-2178.

[7] KARIA SJ, RYKKEN JB, MCKINNEY ZJ, et al. Utility and significance of gadolinium-based contrast enhancement in posterior reversible encephalopathy syndrome [J]. Am J Neuroradiol, 2016,37(3):415-422.

[8] KASTRUP O, SCHLAMANN M, MOENNINGHOFF C, et al. Posterior reversible encephalopathy syndrome: the spectrum of MR imaging patterns [J]. Clin Neuroradio, 2015,25(2):161-171.

[9] ZHU J, EICHLER F, BIFFI A, et al. The changing face of adrenoleukodystrophy [J]. Endocr Rev, 2020,41(4):577-593.

(整理者:王姣 李婵婵 修改:任彦 审核:陈向军)

病例十四

让医生"头痛"的头痛病例

关键词:头痛伴发热,鉴别诊断,脑海绵状血管瘤,SWI(磁敏感加权)

1. 病例介绍

患者,男性,31岁,因"发热伴头痛4周"入院。

患者自2023年5月29日起出现发热,体温37.4℃,无明显不适,未予进一步检查及处理。后体温最高达39℃,2023年6月13日开始出现头痛,2023年6月16日出现头痛伴恶心呕吐,遂至当地医院就诊,腰穿脑脊液压力400 mmH$_2$O,脑脊液生化葡萄糖2.46 mmol/L↓,蛋白78.4 mg/dL↑,脑脊液常规白细胞240↑(嗜中性粒细胞百分比55%,淋巴细胞百分比43%,单核细胞百分比2%),红细胞18,潘氏试验+,余细菌、真菌、结核、病毒检查未见异常。血常规示白细胞$13.1×10^9$/L,中性粒细胞百分比65.9%。外院肺部CT(2023年6月19日)提示右肺下叶病灶伴空洞形成,较2018年10月13日检查结果略增大。外院头颅MRI增强(2023年6月21日)提示轻度脑积水,双侧额叶皮层下及双侧脑室旁散在缺血灶。外院予更昔洛韦抗病毒、头孢曲松、美罗培南抗感染、维生素营养神经、甘油果糖降颅压等对症治疗,患者自觉无明显改善,要求转院至我院急诊进一步诊治。我院急诊予更昔洛韦、美罗培南、万古霉素等抗感染治疗,甘油果糖及甘露醇脱水等对症治疗。追问病史,病程中患者无视物模糊、夜间出汗、精神异常等表现。家属诉约3年前患者无明显诱因下出现低热、头痛,半个月后症状缓解,当时诊断不清。收入院后予以抗菌、抗病毒、脱水降颅压治疗；患者在院过程中突发呕吐，呕吐物为胃内容物200～300 mL，呕吐后10分钟出现意识水平下降。查体：双侧瞳孔不等圆，右侧3.5 mm，左侧2 mm，右侧对光反射差。复查头CT见第三脑室较前稍扩大；考虑脑疝可能，予以脱水治疗后意识恢复，神清语利，查体同前。神外科会诊，可考虑做急诊脑室外引流，考虑患者目前神清，暂不手术置管。患者于7月14日再次突发意识丧失，左侧瞳孔散大，见左下肢抖动，无二便失禁等；考虑脑疝可能，癫痫发作不能除外；予以甘露醇脱水后（约10分钟）神志转清，瞳孔恢复双瞳正大2 mm，对光反射灵敏。加用开浦兰(0.5 g, bid)、奥卡西平加量；神经外科会诊考虑目前神清，暂不手术置管。患者于7月18日肺穿刺时出现意识水平下降，见肢体抖动，伴角弓反张，查体见左侧瞳孔略大，双侧对光略迟钝，停止肺穿刺后予以甘油果糖，后转神清。患者起病以来精神欠佳，食欲、睡眠差，大小便如常，体重无明显变化。

外院肺部CT(2023年6月19日)提示右肺下叶病灶伴空洞形成，较2018年10月13日片略增大。初次为2013年体检发现，无既往影像资料。否认外伤史。否认输血史，否认食物、药物过敏史。预防接种史不详。否认吸烟、饮酒史。否认家族遗传病史。否认家族肿瘤史。系统回顾无特殊。

2. 体格检查

神清，双瞳孔正常大小，光敏佳，双眼内收位，双侧外展受限，右侧为著。四肢深浅感觉存在且对称，四肢肌力、肌张力正常，腱反射活跃，病理征未引出；共济运动查体未见明显异常；脑膜刺激征：颈项强直（＋）（三横指），克尼格征（＋）、布鲁津斯基征（＋）。

3. 主要辅助检查结果

细菌、真菌涂片及培养，隐球菌抗原凝集试验，抗酸染色涂片，脑脊液Xpert，脑脊液结核分枝杆菌核酸快检未见异常，如表14-1、表14-2所示。

病例十四 让医生"头痛"的头痛病例

表 14-1 血常规化验主要结果

日期	2023/6/26	2023/6/29	2023/7/3	2023/7/10	2023/7/13	2023/7/15
白细胞计数(10^9/L)	13.71	15.90	13.34	9.82	10.43	9.37
CRP(mg/L)	1.35	0.76	<0.5	3.56	3.40	1.29
血清淀粉样蛋白 A (SAA)(mg/L)	<5.0	15.01↑	<5.0	13.82↑	7.82	<5.0
PCT(ng/mL)		0.04	0.05			

表 14-2 多次腰穿主要结果

日期	2023/6/20	2023/6/25	2023/6/30	2023/7/6	2023/7/11	2023/7/17
压力(mmH$_2$O)	400	240	>300	>300	>300	250
颜色	血性	洗肉水样	血性	先黄色,后带血性	黄色	淡黄
葡萄糖(mmol/L)	2.46(?)	2.31(6.7)	2.21(5.1)	1.73(6.0)	2.27(6.3)	2.47(7.1)
氯化物(mmol/L)	127.4↓	119↓	115↓	120	124	120
蛋白(mg/L)	784	2 014	2 994	2 207	1 740	1 219
白细胞计数(10^6/L)	240(多核为主)	125(多核58%)	247(多核78%)	41(多核2/41)	15(多核2/15)	4
PMseq-DNA 病原微生物高通	阴性	细菌:嗜麦芽窄食单胞菌(序列数53)	阴性	柠檬酸杆菌属(弗氏柠檬酸杆菌)(序列数14)	未送	未送

免疫指数和寡克隆分析:Ⅰ型。

脑脊液细胞学:未见肿瘤细胞(我院多次+肿瘤医院检测结果)。

2023 年 6 月 30 日头颅 CT:脑室系统积血;脑组织肿胀(图 14-1)。

2023 年 7 月 2 日头颅 CT:脑室系统积血,脑组织肿胀,较前(2023 年 6 月 30 日)无明显变化。

2023 年 7 月 5 日及 7 月 8 日头颅 CT:脑

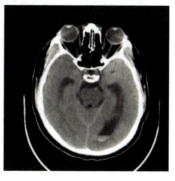

图 14-1 病例头颅 CT 结果(6 月 30 日)

室系统积血,脑积水伴脑组织肿胀,较前(2023年7月2日)相仿。

2023年7月15日头颅CT:脑室系统积血,脑积水伴脑组织肿胀,较前(2023年7月8日)脑室积血稍进展,余相仿。

2023年7月1日PET/CT:①右肺下叶空洞影FDG代谢轻度增高,结合病史,考虑炎性增殖性病变可能大,建议治疗后密切随诊不除外不典型肿瘤;②双侧颞叶及枕叶内侧FDG代谢增高,余体部PET显像未见FDG代谢明显异常增高灶;③右枕叶出血灶,建议结合MR随诊,双侧侧脑室扩张;④甲状腺弥漫性FDG代谢增高,考虑良性,建议内分泌科随诊;喉炎。⑤左肺上叶磨玻璃结节,双肺实性小结节FDG代谢未见异常增高,考虑良性,建议随诊。

2023年6月30日头颅CTA放射:未见明显异常,随诊。

2023年6月30日颈部CTA增强扫描:左侧椎动脉发育性纤细,请结合临床。

2023年6月30日头颅MR增强(图14-2):脑膜增厚伴结节、条线样强化,脑膜炎可能。结合2023年6月28日肺部CT增强检查,脑膜转移待排,建议T_2FLAIR增强及PET/CT检查:脑积水,双侧侧脑室后角、第四脑室积血可能;第三、第四脑室信号异常,脑脊液流动伪影可能;双侧额顶叶、侧脑室旁多发缺血灶;结合临床随诊。

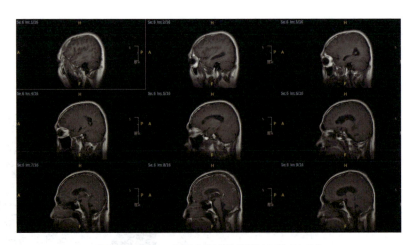

图14-2 病例头颅MR增强(6月30日)

2023年7月3日头颅MRV增强(图14-3):左侧乙状窦及横窦较对侧纤细狭窄,请结合临床及其他检查。

2023年7月10日全脑血管造影:常规全脑血管分级造影未见明显异常。

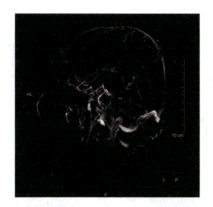

图 14-3 头颅 MRV 增强(7月3日)

2023年7月4日颈髓 MR 增强(图 14-4):颈段脊髓可疑异常信号伴软脊膜轻度强化,炎性病变可能,结合临床随诊;颈椎生理曲度变直;C3~4、C4~5及 C5~6 椎间盘膨隆。

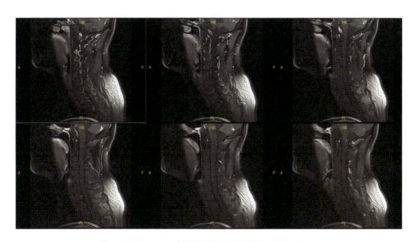

图 14-4 病例颈髓 MR 增强(7月4日)

2023年7月4日胸椎 MR 增强:所示颈段及上段胸髓异常信号,炎性改变可能,随诊;胸椎轻度退行性改变。

2023年7月4日腰髓 MR 增强放射:所示腰段软脊膜强化,结合临床随诊。腰4~5椎间盘突出。

2023年6月28日胸部CT增强(图14-5):右肺下叶前基底段占位,肿瘤无法除外,请结合临床及其他检查。双肺散在结节,请定期复查。

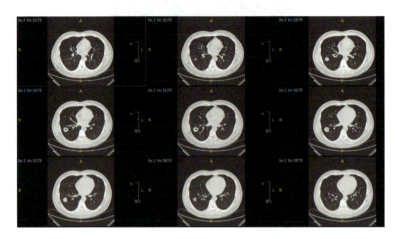

图14-5 病例胸部CT结果(6月28日)

2023年7月5日胸部CT:右肺下叶前基底段病变穿刺后改变,穿刺道少许渗出;双肺散在结节,请定期复查。两肺下叶少许炎症。

2023年7月15日胸部CT:右肺下叶前基底段病变穿刺后改变,穿刺道少许渗出;双肺散在结节,请定期复查;两肺下叶少许炎症;均较前2023年7月5日相仿,随诊。

2023年7月4日肺部占位穿刺组织病理回报:(右肺下叶穿刺)黏液腺癌,以原位贴壁生长为主,建议肿块切除后确定有无浸润。

2023年7月19日脑电图:双侧见较多散在和阵发性θ波,较多散在δ波,散在尖波。

2023年7月3日检查项目:颌下腺及颈部淋巴结;腮腺及颈部淋巴结;腹股沟肿块或淋巴结;腋下肿块或淋巴结;锁骨上肿块或淋巴结;颈部超声检查结论:双侧颌下腺、腮腺未见明显异常。双侧颈部、锁骨上、腋下及腹股沟区未见明显异常肿大淋巴结。

4. 诊断要点及鉴别诊断

(1) 定位诊断:根据体征定位于颅内痛敏结构及双侧展神经。

(2) 定性诊断：根据患者现有的症状体征及辅助检查，优先考虑感染性、肿瘤性及血管性病因。

(3) 鉴别诊断：

1) 颅内感染：患者起病前有发热，血常规白细胞稍高，胸部 CT 示右下肺叶病灶伴空洞，可能存在系统性感染；腰穿提示颅压高，血糖低，蛋白含量及白细胞数高，且以中性粒细胞为主，脑脊液中出现红细胞，CNS 感染不除外（病毒/细菌性脑膜/脑炎可能）。

2) 肿瘤：患者亚急性起病，逐渐进展，抗感染治疗效果不佳且未发现致病性病原体，结合肺组织穿刺活检结果提示肺部肿瘤，头 CT 提示脑积水但未见实质性病灶，故转移性脑膜瘤或 CNS 淋巴瘤等肿瘤性病变可能不能除外，需进一步多次行脑脊液细胞形态学检查排查核异型细胞。

3) 血管性病变：患者头痛起病，甘露醇脱水后症状可稍有缓解，腰穿提示颅压明显升高，头 CT 提示脑积水，故可能存在静脉窦血栓或其他原因造成的静脉系统回流不畅，但患者完善 MRV 及 DSA 未见明显异常，可继续完善 SWI 等核磁序列明确颅内病变情况。

5. 讨论目的

患者目前诊断不明，首先考虑肿瘤合并转移，但多次复查腰穿未找到肿瘤细胞，且目前疗效不佳，需要制订下一步诊断和治疗方案。

6. MDT 讨论意见

(1) 肿瘤科：根据影像及实验室检查结果，考虑肺部肿瘤发病时间久，且 Ki-67 不高，认为恶性肿瘤诊断依据不足，且临床症状不支持脑膜转移，此外多次细胞学检验未发现肿瘤证据，建议条件支持可行脑膜活检协助诊断。

(2) 神经外科：建议可完善头颅 3D-T_1 增强薄层 MRI。

(3) 放射科：考虑影像提示脑膜脊膜炎、脑积水、脑室积血，同时脑室积血有增多的趋势；延髓背侧阅片见可疑结节，海绵状血管瘤待排，建议完善 3D-T_1 增强薄层 MRI（导航）及 SWI 序列寻找出血部位。

7. 后续诊疗经过

完善 SWI(图 14-6)及 3D-T_1 增强薄层 MR(导航)见脑干背侧海绵状血管瘤;患者入住神经外科行脑干病损切除术及脑室 Ommaya 泵植入术,后病理报告:(脑干)海绵状血管瘤。免疫组化结果:CD34(血管+),CD31(血管+),SMA(+),GFAP(-),Ki-67(3%+),ERG(血管+),S-100(-),Inhibin-α(-),D2-40(-),CK(-),CD10(-),Brachyury(-),Olig2(-),EMA(-),Desmin(-)。术后患者一般情况可,体温正常,无恶心、呕吐等不适,后症状平稳出院。

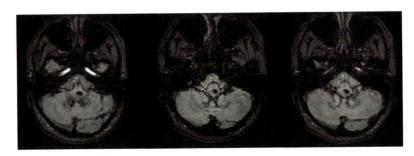

图 14-6　头颅 SWI(7 月 21 日)

8. 最终诊断

脑桥延髓交界背侧海绵状血管瘤,脑室积血,脑表面含铁血黄素沉积症,脑积水。

9. 相关知识点学习

颅内海绵状血管瘤(cerebral cavernous malformations,CCMs)是发生在中枢神经系统的血管畸形,发病率为 0.4%～0.8%,占所有脑血管畸形的 5%～16%。一般将 CCMs 分为家族性颅内海绵状血管瘤(familiar cerebral cavernous malformations,FCCMs)和散发性颅内海绵状血管瘤(sporadic cerebral cavernous malformations，SCCMs）。随着分子遗传学和影像学技术的发展，目前对 CCM 的诊断和治疗策略逐渐有了更深入的了解。

（1）临床表现：CCMs 的症状与病灶的位置、大小和出血情况有关。常见症状包括头痛、癫痫和局部神经功能障碍。约 40% 的患者可以无任何临床症状，仅在体检或其他检查中偶然发现。

（2）影像学诊断：CCMs 的影像学特征是诊断和治疗的重要依据。①CT 检查：CCMs 在头 CT 上通常表现为边界清晰的结节状高密度灶，可能伴有钙化。在增强扫描中，CCMs 可能不强化或呈现轻度到中度的不均匀强化。CT 对于检测钙化和出血较为敏感，但对于小病变的检出率相对较低。②MRI 检查：MRI 是诊断 CCM 的首选方法。在 MRI 上，CCM 的信号特征复杂多变。Zabramski 等根据病理学及 MRI 信号特点将 CCMs 分为 Ⅰ～Ⅳ 四型，其中 Ⅱ 型最为常见，表现为 T_1WI 和 T_2WI 上的混杂信号，呈现"桑葚样"或"爆米花样"改变。在 T_2WI 上病灶周围可见低信号环也是 CCMs 特征性表现之一。CCMs 在 DWI 序列中呈现低信号，有助于区分 CCMs 与其他脑血管病变。DWI 对于识别急性脑损伤和出血具有较高的灵敏度，但在 CCMs 的诊断中，SWI 序列对 CCMs 的检出率和诊断准确率均高于常规序列，它利用组织间的磁敏感性差异提供图像对比增强，能够清晰显示 CCMs 周围可能有由于含铁血黄素沉积而形成的低信号环，即"铁环征"。③数字减影血管造影（digital subtraction angiography，DSA）：由于 CCMs 缺乏供血动脉和引流静脉的异常，它通常在血管造影中不显影，因此 DSA 在 CCMs 的诊断中价值有限。

（3）病理特征：CCMs 的组织样本由扩张的薄壁血管囊组成，这些血管囊大小和形状不规则，且血管壁由单层内皮细胞构成，缺乏正常的平滑肌层和弹力纤维，导致血管壁极其脆弱，容易发生破裂和出血。病变区域内常见血栓形成和机化，以及由于反复微出血导致的含铁血黄素沉积。此外，病变区域可能伴有钙化、炎症细胞浸润和纤维化，且与周围脑组织分界清晰。CCMs 病变的病理特征在不同患者甚至同一患者的不同病变中可能存在异质性，且家族性 CCMs 可能在病理上显示特定的模式。这些病理学特点对于确诊 CCMs、评估病变的活动性和出血风险以及指导临床治疗具有重要意义。

（4）CCMs 的发生机制：CCMs 的发生是一个多因素、多步骤的过程，涉及遗传因素、细胞生物学异常和环境因素的相互作用。CCMs 属于常染色体不全显性遗传病，研究发现 55% 的 CCMs 有明显的家族遗传史，同时 SCCMs 也往往是受累家族中显性发病者，而家族中其他成员很可能是无症状的隐性性状携带者。目前研究认为与CCMs发病有关的基因主要为 *CCM1*、*CCM2* 及 *CCM3*，这些基因编码的蛋白质在血管内皮细胞的稳定性和血管形态发生中发挥重要作用，CCM基因的突变通过影响多条信号通路导致CCMs的发生。例如，*CCM1* 基因编码的KRIT1蛋白在维持血管内皮完整性中起关键作用，而 *CCM2* 和 *CCM3* 基因则与血管平滑肌细胞的分化和血管壁的稳定性有关，其功能丧失会导致血管壁的薄弱和血管形态的异常，从而形成海绵状血管结构。除了遗传因素，环境因素如肠道微生物组和肠脑轴也被发现在CCMs的发生中起作用。例如，肠道微生物组产生的脂多糖可能通过激活脑内皮细胞中的Toll样受体4（TLR4）来促进CCM的发展。而电离辐射也是已知的CCMs诱导因素，辐射可以引起DNA损伤和基因突变，导致CCMs的形成。

（5）治疗决策：CCMs的治疗应根据病变的大小、位置、症状严重程度及患者的具体情况个性化制订。对于无症状或低风险的CCMs，可以暂时保守治疗并进行定期影像学随访，观察病变的自然进展。对于有家族史的患者，遗传咨询和影像学监测也非常重要。而对于有症状的CCMs，尤其是那些位于可手术区域的病变，显微外科手术切除通常是首选的治疗方法，旨在移除病变并减轻症状。此外，立体定向放射治疗（如伽马刀）适用于手术风险较高或位置不便手术的CCMs，通过放射线聚焦治疗以减小病变体积并降低出血风险。正在研究中的药物治疗可能为CCMs提供新的治疗选择，尽管目前尚无确定有效的药物治疗方案。因此，治疗决策需要综合考虑患者的临床情况、病变特征及潜在的治疗风险与效果。

10. 专家点评

针对此病例，患者为青年男性，亚急性起病、慢性病程，患者的症状，如头痛、发热和间断脑疝发作，以及肺部占位病史，最初指向了感染性脑炎或肺癌脑转移的可能性。然而，常规的神经影像学检查未能揭示明确的病因，且患者对治疗缺乏反应，这提示我们需要考虑其他诊断。在MDT讨论中，放射科医生通过对CT图像的细致审阅发现脑干背侧的可疑病灶，这一关键发现引导我们进行了SWI检查，最终揭示了脑干海绵状血管瘤的诊断，而该病例中发热也可以由出血后吸收热解释。随后再次查阅患者2019年(图14-7)及2023年(图14-8)影像检查结果,同样发现脑干背侧可疑病灶。CCM是一种罕见的血管畸形,小的CCM病变、位于脑干或其他复杂解剖结构中的病变在CT和常规MRI上难以辨认,而SWI因其高灵敏度成为检测CCM(尤其是在脑干区域)的重要工具,对于CCMs的早期发现和准确诊断具有关键作用。CCMs的影像学特征对于其诊断、治疗规划和预后评估至关重要。随着影像学技术的不断进步,对CCMs的认识和管理将更加精确和有效,这些技术有助于更好地理解CCM的自然病史和病理生理学,从而指导个体化治疗。此病例强调了在面对不典型症状时,多学科合作和利用先进的影像学技术的重要性、仔细阅片的重要性及在确诊后制订个性化治疗计划的必要性。

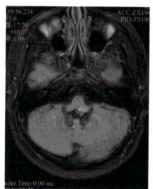 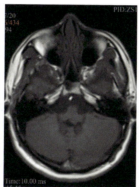 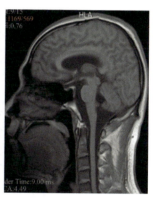

图14-7 患者2019年头颅MRI

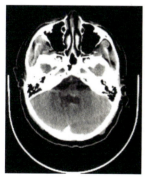 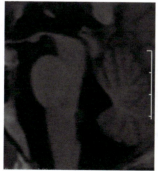 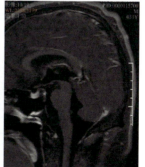

图14-8 患者2023年头颅MRI

陈教授查房原则之十四

同步好转原则

有时患者抱怨下肢力量好转但麻木加重了,不用害怕和担心,这是正常现象。我们认为,全身症状群只要有一个症状好转了,其他症状也会逐步好转。最常见的就是恢复期的脊髓病变患者下肢力量增强,但麻木反而加重的现象。

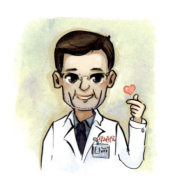

参考文献

[1] 曹相军,赵继宗.颅内海绵状血管瘤的病因研究进展[J].国外医学.神经病学神经外科学分册,2004,(3):214-216.

[2] 陈彤,郭亮.颅内海绵状血管瘤的影像特点及治疗分析[J].影像诊断与介入放射学,2016,25(3):230-235.

[3] 崔中伟.颅内海绵状血管瘤的CT和MRI表现及诊断价值分析[J].航空航天医学杂志,2021,32(12):1468-1469.

[4] 胡兰兰,葛方明,雷清,等.颅内海绵状血管瘤患者MRI、CT表现及诊断观察[J].中国CT和MRI杂志,2022,20(7):25-26,39.

[5] 李丽,阮玖根,高阳,等.磁敏感加权成像在颅内海绵状血管瘤诊断中的应用价值分析[J].现代诊断与治疗,2022,33(17):2535-2537.

[6] 吕辉,李保生,简崇东,等.颅内海绵状血管瘤基因学研究进展[J].右江医学,2020,48(6):464-467.

[7] 沈培杰,杨红蕾.采用CT及MRI诊断颅内海绵状血管瘤的应用价值分析[J].影像研究与医学应用,2022,6(11):131-133.

[8] 史继新,王汉东,杭春华,等.颅内海绵状血管瘤[J].中华神经外科杂志,2000,(5):33-35.

[9] SNELLINGS DA, HONG CC, REN AA, et al. Cerebral cavernous malformation: from mechanism to therapy [J]. Circulation Research, 2021, 129(1):195-215.

[10] ZABRAMSKI JM, WASCHER TM, SPETZLER RF, et al. The natural history of familial cavernous malformations: results of an ongoing study [J]. J Neurosurgery, 1994, 80(3):422-432.

(整理:刘心雨 徐岚 审核:陈向军 俞海)

病例十五

一例糖皮质激素无效的脑白质病

关键词：进行性视物不清，脑白质病变，免疫缺陷，JC 病毒

1. 病例介绍

患者，女性，42 岁，主诉"视物不清半年余，加重 2 个月"，于 2023 年 11 月 1 日入院。半年多前患者无明显诱因出现视物不清，偶有头晕，无耳鸣，无恶心、呕吐，无肢体活动障碍等不适。到当地医院磁共振检查报告回示"右侧基底节区、右侧颞枕叶陈旧性脑梗死；脑白质 T_2 高信号，考虑血管源性可能，Fazekas 1 级；蛛网膜下腔囊肿；双侧上颌窦炎；脑动脉轻度硬化"。当地医院按照"脑梗死"给予药物治疗。2 个月前上述症状加重，1 米内视物不清，至我院就诊，完善相关检查，我院头颅 MRI(2023 年 11 月 2 日)(图 15-1、15-2)报告：①右侧额顶颞枕叶、左侧枕叶、左侧小脑半球多发异常信号，考虑脱髓鞘假瘤可能；②T_2 脑白质高信号(推测血管源性)，Fazekas 1 级；③枕部蛛网膜下腔增宽，大枕大池或蛛网膜囊肿；右侧海马区囊性灶；④脑 MRA 未见明显异常；⑤鼻窦炎；⑥双侧视神经走行稍迂曲，视神经眶内段局部 T_2 信号稍增高"。治疗上给予甲泼尼龙 500 mg 静脉滴注，每 3 天剂量减半，减至 60 mg 后口服序贯治疗并办理出院。

出院回家第 3 天患者就餐时出现左手握持无力，症状进行性加重。于 2023 年 12 月 13 日再次至我院就诊，复查头颅 MRI 病变明显扩大并融合，病变累及白质及皮层下 U 型纤维(图 15-3、15-4)。

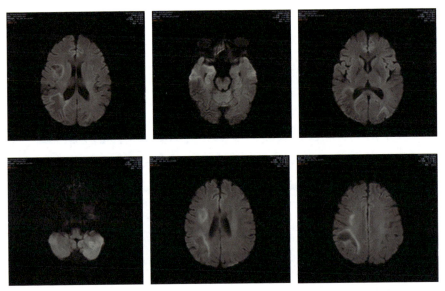

图 15-1 2023 年 11 月 2 日 DWI 序列

注：可见左侧小脑、左侧枕叶、右侧额、颞、顶、枕叶外周高、中间低信号，白质边缘扩散受限。

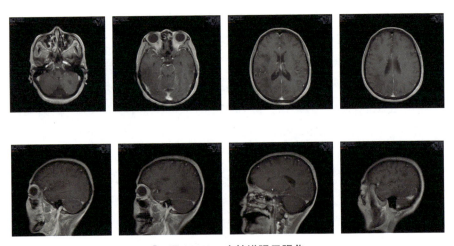

图 15-2 病灶增强无强化

病例十五
一例糖皮质激素无效的脑白质病

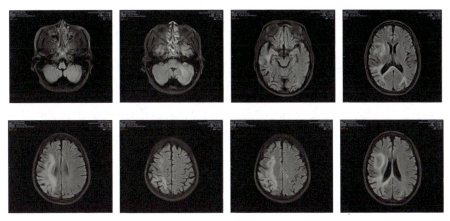

图 15-3　患者激素治疗后第二次入院复查(2023 年 12 月 14 日)

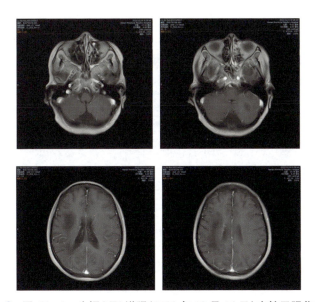

图 15-4　头颅 MRI 增强(2023 年 12 月 14 日)病灶无强化

患者既往乙型病毒性肝炎 42 年余,肝硬化 10 余年,平素口服"替诺福韦 1 片 qn,恩替卡韦 1 片 qn"。患者 3 位亲属(1 姨、1 弟、1 妹)均患乙型病毒性肝炎。

2. 入院查体

言语略含糊,近事记忆差,粗测视力严重下降,有光感,视物模糊,双侧视野缺损,左侧明显。肌力:左上肢近端Ⅲ级,远端Ⅱ级,左下肢Ⅲ+级;右上肢Ⅳ级,右下肢Ⅳ级。四肢腱反射对称正常。左上肢远端感觉减退。左侧共济运动无法配合。左侧巴宾斯基(Babinski)征阳性,龙贝格(Romberg)征阴性,脑膜刺激征阴性。

3. 主要辅助检查结果

患者主要辅助检查结果如表15-1所示。

表15-1 患者主要辅助检查结果

项目	结果	项目	结果
甘油三酯	2.14 mmol/L	CA-125	53.41 U/mL(<35 U/mL)
叶酸	2.8 ng/ml	红细胞计数	3.37×10^{12}/L
白细胞计数	1.67×10^9/L	血红蛋白	84 g/L
血小板计数	111×10^9/L		

免疫全套结果:Ig A 0.28↓(1~4.2 g/L),Ig G 2.15↓(8.6~17.4 g/L),Ig M 0.31↓(0.5~2.8 g/L)。

乙肝小三阳,PCR-HBV-DNA定量正常,丙肝、梅毒、HIV抗体均为阴性。全血乳酸、血氨、肝肾功能、心肌酶、凝血功能、糖化血红蛋白、甲功七项、自身抗体谱、ANCA定量未见明显异常。

腰椎穿刺(2023年11月3日):压力86 mmH$_2$O。脑脊液无色透明,常规:潘氏试验(-),白细胞数计数3×10^6/L。生化:蛋白0.366 g/L,葡萄糖2.0 mmol/L,乳酸2.62 mmol/L;结核分枝杆菌菌种鉴定、TORCH、EBV DNA、脑脊液培养+药敏、隐球菌荚膜多糖检测均未见明显异常。细胞学正常。OCB阴性,血自免脑抗体24项、血中枢神经系统脱髓鞘四项(AQP4、

病例十五
一例糖皮质激素无效的脑白质病

MOG、GFAP、MBP)均未见异常(表 15-2)。

腰椎穿刺(2023 年 12 月 19 日):压力 125 mmH$_2$O。常规:潘氏试验(—),白细胞计数 3×10^6/L。生化:蛋白 0.278 g/L,葡萄糖 3.78 mmol/L,乳酸 2.88 mmol/L。病原学:结核分枝杆菌菌种鉴定、EBV DNA、结核菌涂片+真菌涂片+革兰氏染色、隐球菌荚膜多糖检测均未见明显异常。细胞学正常。OCB 阴性(表 15-2)。

表 15-2 患者 2 次检查结果对比

日期	腰穿压力 (mmH$_2$O)	白细胞计数 ($\times 10^6$/L)	葡萄糖 (mmol/L)	氯化物 (mmol/L)	蛋白 (g/L)	乳酸 (mmol/L)
2023 年 11 月 3 日	86	3	2	121.4	0.366	2.62
2023 年 12 月 19 日	125	3	3.78	122.8	0.278	2.88

脑脊液流式细胞术检测(2023 年 12 月 20 日)结果:共检测约 127 个有核细胞,淋巴细胞占有核细胞的 69.29%,T 细胞占淋巴细胞的 97.73%,CD4/CD8 =0.39。NK 细胞占淋巴细胞的 2.27%。B 细胞占淋巴细胞的 0.54%,单核巨噬细胞占有核细胞的 29.92%。结论:本次检测范围内,有核细胞以淋巴细胞为主,未见明显异常表型成熟淋巴细胞。请结合临床及其他实验室检查。

脑脊液二代测序:JC 多瘤病毒,序列数 265799,置信度 99%(表 15-3)。

表 15-3 DNA/RNA 病毒列表

类型	属			种/型/亚型		
	名称	序列数	相对丰度	名称	序列数	置信度
dsDNA	多瘤病毒属 *Beta polyomavirus*	673879	99.44%	JC 多瘤病毒(JCPyV) *Human polyomavirus2*	265799	99%

头颅、眼及眼眶 MRI(2023 年 12 月 14 日)结果回报:

(1) 右侧额顶颞枕叶、左侧顶枕叶、左侧小脑半球多发异常信号,对比 2023 年 11 月 2 日片部分病变范围较前增大、局部强化,建议结合临床综合评估。

(2) T$_2$ 脑白质高信号(推测血管源性),Fazekas 1 级。

(3) 枕部蛛网膜下腔增宽,大枕大池或蛛网膜囊肿;右侧海马区囊性灶,较前相仿。

(4) 全组副鼻窦炎。

(5) 患者配合欠佳,伪影干扰,观察受限:双侧视神经眶内段局部 T_2 信号稍增高、似强化,不除外炎性病变可能,建议必要时复查。

(6) PWI 示右侧颞顶枕叶灌注较对侧略增高,右侧颞叶病变区局部低灌注。

心电图:窦性心动过速。

超声(心脏、颈部血管、肝胆胰脾、泌尿):脾稍大(长 111 mm,厚 42 mm);胸部 CT:双肺炎症并少许陈旧性病变形成,双肺下叶支气管炎并远端黏液栓形成可能。

脑电图(2023 年 11 月 2 日):发作性右侧蝶骨、前颞、中颞为主的低中波幅快波、慢波混合波→中高波幅慢波、尖慢波→持续 25~33 秒后缓解。脑电图结果提示:异常脑电图。各期局灶性 PG2 F8 T4 低中波幅慢波、尖波、尖形慢波,多量、散发、周期性发放;眼底照相(2023 年 11 月 1 日):无明显异常;双眼视野检查(2023 年 11 月 1 日):双眼同向偏盲。

4. 病史总结

(1) 女性,42 岁,半年期间慢性进行性加重病程。

(2) 视物不清、一侧肢体无力为主要表现。

(3) 查体:视力下降、偏盲、双侧肌力均差,左侧为主,双侧病理征阳性。

定位定性诊断:

(4) CSF:细胞数、蛋白均正常。第二次送二代测序查出 JC 病毒。

(5) 头颅 MR:颅内多发异常信号(右侧额顶颞枕叶、左侧顶枕叶、左侧小脑半球多发异常信号),DWI 信号不均,外周高。

(6) 激素治疗后病情进展,病变有扩大。

5. 诊断要点及鉴别诊断

患者的诊断要点为中年女性,慢性病程,颅内多发病灶,激素治疗无效,存在免疫缺陷,脑脊液二代测序提示 JC 病毒感染,因此诊断明确为进行性多灶性白质脑病(progressive multifocal leukoencephalopathy,PML)。但导致 PML 的原因是什么呢?患者无 HIV 感染,属于 HIV 阴性 PML。该患者 HBV 抗体检测提示小三阳,有 HBV 慢性感染,且长期口服抗乙型肝炎病毒药物,转氨酶及 HBV-DNA 定量均正常,肝脏彩超仅提示肝内有钙化灶,余肝内回声均匀,脾稍大,患者肝脾功能损伤均不严重。患者无长期使用免疫抑制剂史,抽血检查提示免疫球蛋白 IgA、IgG、IgM 均明显降低,提示有免疫缺陷,低免疫球蛋白血症分为原发性和获得性两种,以获得性多见,该患者血常规检查提示三系均低,建议进一步行骨穿检查,但家属诉患者体质弱,坚决拒绝进一步做骨穿检查排查血液病相关原因等,因此治疗上也仅给予补铁、升血小板颗粒,以及后期给予输入丙种球蛋白等对症治疗。

在 HIV 阴性患者中,需要与 PML 鉴别的疾病包括线粒体脑病,中枢神经系统血管炎,急性播散性脑脊髓炎,视神经脊髓炎谱系疾病,可逆性后部脑病综合征,水痘-带状疱疹病毒白质脑病和 CNS 恶性肿瘤(如高级别胶质瘤)。另外,尽管免疫缺陷患者可出现包括机会性感染和淋巴瘤在内的不同类型的白质病变,但 PML 缺乏占位效应、无病灶周围脑水肿及增强后不强化等特征有助于与之鉴别。

6. 讨论目的

明确患者的诊断、病因及治疗方案。(脑脊液二代测序报告在讨论当天获得。)

7. MDT 讨论意见

(1) 放射科:右侧枕叶为责任病灶,病灶数量增多,病变范围逐渐扩大,DWI 提示环样弥散受限。病灶无占位效应,且 MRS 不支持,故暂不考虑肿瘤性病变。病灶无强化,且激素治疗效果不佳,故瘤样脱髓鞘亦不支持。考虑患者免疫功能低,IgG、IgA、IgM 均偏低,首先考虑特殊感染,如 PML。

(2) 感染科:患者无发热,白细胞低,IgG 低,激素治疗不佳,首先考虑机会性感染可能。建议排查免疫缺陷的原因,完善脑脊液 NGS 检查,明确肺部病变性质。

(3) 神经内科:颅内病灶半年内迅速进展,占位效应不明显,不符合肿瘤性病变特征,在免疫抑制背景下炎性脱髓鞘病可能性不大。鉴于患者基础免疫功能差,首先需要考虑特殊感染,同意放射科意见,PML 首先需要排查,建议激素减停,针对 IgG、IgA、IgM 均偏低可予丙种球蛋白补充。

后续:脑脊液 NGS 提示 JC 多瘤病毒序列数 265 799。

综上:诊断为进行性多灶性白质脑病(PML)。

神经内科:建议米氮平片口服,抑制 JC 病毒进入少突胶质细胞,停用激素,丙种球蛋白治疗。

感染科:建议支气管镜检查排查其他机会感染,待结果回报后决定下一步诊治方案。

8. 相关知识点学习

(1) JC 病毒:JC 病毒在人群中广泛存在,于 1971 年首次从一个 PML 患者的脑部组织中分离发现,并以患者名字 John Cunningham 首字母命名。JC 病毒(JC virus,JCV)属乳多空病毒科(polyomaviridae),多瘤病毒种(polyomavirus),人类多瘤病毒分支(human polyomavirus)。

JCV 呈球形,直径为 42~45 nm,20 面体立体对称,衣壳有 72 个壳微粒,无包膜。JCV DNA 包括三大功能区:上游编码基因(early coding genes),下游编码基因(late coding genes)和非编码调节区。上游编码区表达大 T 抗原(large T antigen)和小 t 抗原(small t antigen);下游编码区表达 VP1 蛋白(主要衣壳蛋白)、VP2 蛋白、VP3 蛋白和调节蛋白(agnoprotein);非编码区包括启动子、增强子和复制起始位点。壳微粒是由 3 种病毒结构蛋白(VP1、VP2、VP3)组成的 72 个五聚体,每个五聚体包括 5 个 VP1 分子和一个 VP2 或 VP3 分子,只有 VP1 分子位于病毒衣壳的外表面,所以 VP1 决定病毒受体分子的特异性,与病毒进入宿主细胞内有关。

JCV 感染常发生在人的童年时期,没有明显的临床表现,属无症状感染,超过 80%的 JCV 感染者表达特异性抗体。JCV 感染人体以后主要潜伏在肾组织内,一般免疫力正常的人 JCV 不会引起其相关疾病,对于 AIDS 患者或服用免疫抑制药物的患者则可能引起 PML,而 JCV 是 PML 的病原这一点已得到确认。

潜伏在肾脏等组织中的 JCV 可被复制,并可从尿液中释放出来,故一般成年人尿液中可以检测到 JCV 呈阳性。JCV 的传播可能有两种途径:一种是垂

病例十五
一例糖皮质激素无效的脑白质病

直传播,即 JCV 通过分娩(胎盘)或哺乳从母亲传播给子女;另一种是水平传播,即 JCV 感染发生在出生之后。然而近期的研究显示,JCV 属于家庭内部传播,通过长期的共同生活由父母传递给子女,属于事实上的垂直传播。但也有研究发现,子女携带的 JCV 与父母不同。

(2) 进行性多灶性白质脑病(PML):PML 是一种以 JCV 感染为主要特征的罕见的致命性中枢神经系统脱髓鞘性疾病。JCV 可通过呼吸道或粪口途径被摄入体内,最初的感染部位之一可能是扁桃体的基质细胞,随后被感染的淋巴细胞运输到骨髓和肾脏,在免疫功能正常的情况下,在此建立低水平的持续性或潜伏性感染。JCV 在肾组织中持续低水平表达,并能通过尿液进入自然环境。

机体的免疫细胞在 PML 发病过程中起主要作用,T 细胞在控制病毒感染方面作用显著,50%~70%的健康人血清中可以检测到抗 JCV 抗体,但只有少数人在免疫功能低下时才发生 JCV 相关中枢神经系统病变。免疫力低下的患者,比如 AIDS、自身免疫性疾病、淋巴瘤和大量使用免疫抑制剂等的患者,JCV 可活化并在少突胶质细胞(oligodendrocytes)中增殖,从而导致 PML。在免疫抑制状态下,潜在感染的 $CD34^+$ 造血祖细胞被激活,在其分化为成熟 B 细胞的过程中 JCV 随之复制,并进行 NCCR 重排,形成具有嗜神经毒性的重组型。随后,病毒与 B 细胞一起穿过血脑屏障,一旦少突胶质细胞被感染,就会发生溶解性感染。现已证实在体内 JCV 可以转移到肾组织、淋巴组织和脑组织并形成持久的感染。JCV 是 PML 的病原体,但是 JCV 感染并不一定会导致 PML。

PML 的病理发生机制包括 JCV 感染途径、JCV 从感染部位转移、JCV 的再活化(reactivation)、病毒通过血脑屏障及侵染少突胶质细胞机制等都还有待进一步研究。JCV 在 AIDS 患者中导致的免疫缺陷的发病率明显高于其他可引起免疫缺陷的疾病。近年来,随着单克隆抗体的广泛使用,PML 的发病率有上升趋势。

PML 发病早期症状通常不典型,容易被误诊为脑卒中,病情在数天或数周内呈进行性进展,后期可表现为偏瘫、失语、构音障碍、视野缺损、痴呆等。1/3 到 1/2 的患者出现行为和认知异常。常见的临床表现包括运动无力、步态异常、视野缺损、言语和语言障碍及身体不协调。本例患者起病时出现视野缺损,后逐渐出现肢体无力、偏瘫等症状。一开始出现右侧颞叶、枕叶及右侧基底节区的病灶时曾在当地医院按照"脑梗死"治疗,后患者的视觉症状越发加重,复查头颅 MRI 时病灶较前新增了左侧枕叶、小脑半球及右侧额叶及顶叶,影像病灶明显重于临床表现,使用激素后病灶继续扩大融合,直到在其第二次来院复查的脑脊液检查中发现 JCV,该患者诊断明确。诊疗过程着实曲折。

(3) PML 的影像学特点:典型的 MRI 表现为室周白质和皮质下白质见散在局灶性或融合成片的信号异常区,FLAIR 和 T_2 加权为高信号,T_1 加权为低信号,边界不清楚,在一般情况下,病灶多无占位效应且 T_1WI 增强扫描不强化,一般无灶周水肿。在少见的情况下,可见到病灶周围边缘模糊的强化。信号异常区可见于脑部任何部位,但常见于额叶和顶枕部。常累及包括 U 形纤维及小脑在内的皮质下脑白质。脑桥臂也是常见的受累部位。若侵犯皮层下白质,病灶多为扇形分布。灰质亦可累及,但多不显著,且多与白质病灶相连。

DWI 示病灶信号多变,DWI 信号增高的区域即为活动性感染的部位。PML 病灶朝向白质侧边界不清,但朝向皮质侧边界清晰。MRI 信号变化也可以帮助区分 PML 病灶进程。在 DWI 上,PML 病变常表现为中央低信号,周围高信号,提示白质病变边缘弥散受限。DWI 高信号和 ADC 低信号可能提示疾病活动区域,有助于区分活动性和陈旧性胶质细胞病变。

该患者 MRI 符合脑内多发局灶性及融合性病灶,首发症状及病变部位累及枕叶,随着疾病发展双侧大脑半球及小脑半球均有累及,白质为主,增强扫描不强化,DWI 周围高信号,中央低信号表现。符合 PML 典型 MRI 表现。

(4) PML 诊断标准:《PML 诊断标准:AAN 神经感染性疾病相关部门的共同声明》推荐的 PML 诊断流程如图 15-5 所示。

PML 的诊断主要依据脑脊液内查出 JCV DNA 或脑活检。近期发现,用于治疗多发性硬化、银屑病、血液恶性肿瘤、克罗恩病及风湿性疾病的单克隆抗体,如那他珠单抗、依法利珠单抗及利妥昔单抗与 PML 密切相关。患者神经功能障碍的类型主要取决于脱髓鞘的部位。该患者的诊断主要依据为影像学特点及脑脊液二代测序中查出 JCV。

(5) PML 治疗:目前 PML 的治疗方案主要分为 2 种。

1) 抗病毒治疗直接减少病毒的复制:目前尚未有针对 JCV 的特异性抗病毒药物,对于 HIV 感染者高效抗逆转录病毒治疗(highly active antiretroviral therapy, HAART)能有效抑制 HIV 复制,提升 $CD4^+$ T 淋巴细胞数量,重建机体免疫功能。替诺福韦(TDF)+拉米夫定(3TC)+依非韦伦(EFV)方案被推荐为我国 HIV 感染者初始抗逆转录病毒治疗一线方案,且至今仍是 HAART

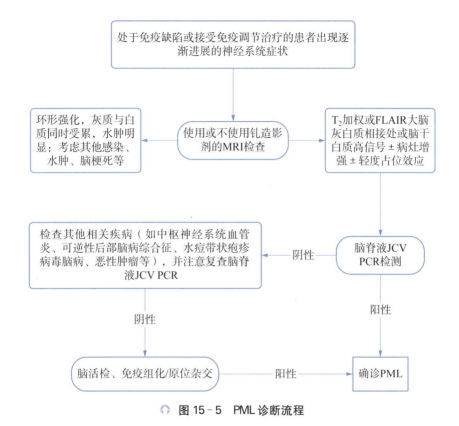

図 15-5 PML 诊断流程

的首选治疗方案。可作为治疗参考。

2) 免疫重建以提高免疫系统对抗 JCV 的能力。2019 年发表于新英格兰医学杂志的用 PD-1 治疗 8 例 PML 患者的报道如下：以 2 mg/kg 的剂量，每 4～6 周给 8 名 PML 成年患者使用帕博利珠单抗，每个人都有不同的潜在易感条件。每位患者至少接受一剂但不超过三剂。在所有 8 例患者中，帕博利珠单抗诱导外周血和脑脊液淋巴细胞 PD-1 表达下调。5 例患者 PML 临床改善或稳定，脑脊液中 JCV 载量减少，体外 $CD4^+$ 和 $CD8^+$ 抗 JCV 活性增加。在其他 3 名患者中，没有观察到病毒载量或抗病毒细胞免疫反应的大小有意义的变化，也没有临床改善。其研究结果与假设一致，即在一些 PML 患者中，帕博利珠单抗可降低 JCV 载量并增加针对 JCV 的 $CD4^+$ 和 $CD8^+$ 活性；接受帕博利珠单抗治疗的 8 名患者中有 5 名出现临床改善或稳定。

另外，抗抑郁药一项最新研究表明，JCV 通过树突状细胞上的 5HTA2 受体介导进入细胞。米氮平(一种抗抑郁药)通过阻断 5HTA2 受体发挥作用,被经验性用于阻止病毒进入细胞内。这是治疗 PML 的一个新方向,在非 HIV 感染者并发 JCV 所致的 PML 中取得了较好疗效。

9. 治疗及转归

患者诊断明确后,停用激素,加用米氮平、丙种球蛋白、磺胺类药物、帕博利珠单抗治疗,在应用完第三轮帕博利珠单抗治疗后,约确诊 2 个月后死于肺部感染。

10. 专家点评

本例患者在 MDT 讨论的前夕,脑脊液 NGS 报告还未出,经过各位 MDT 专家的讨论,预见性地提出了 PML 的可能。在各种免疫抑制剂的使用增加的情况下,某些机会感染是需要重点关注的,避免过度免疫抑制及提前在脑脊液中寻找 JCV 的证据为防止发生严重的并发症:PML 打下了基础。此外,本例患者 PML 是其并发症中的 1 个,虽然最终导致不良预后,但其机体免疫抑制的原因目前尚待讨论。

陈教授查房原则之十五

疗效至上原则

临床上,面对疾病,再多的讨论和方案都要以"疗效"作为第一考量,因为只有患者好转一切才有意义。一个成功的案例获得的经验远远胜过失败案例,虽然俗话说"失败是成功之母",但医患双方都希望获得成功。

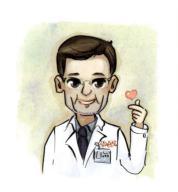

参考文献

[1] ATKINSON A L, ATWOOD W J. Fifty years of JC polyomavirus: a brief overview and remaining questions [J]. Viruses, 2020, 12(9):969.

[2] BERGER J R, ADSAMIT A J, CLIFFORD D B, et al. PML diagnostic criteria consensus statement from the AAN neuroinfectious disease section [J]. Neurology, 2013, 80(15):1430-1438.

[3] BOFILL-MAS S, FORMIGA-CRUZ M, CLEMENTE-CASARES P, et al. Potential transmission of human polyomaviruses through the gastrointestinal tract after exposure to virions or viral DNA [J]. J VIROL, 2001, 75(21):10290-10299.

[4] CORTESE I, MURANSKI P, ENOSE-AKAHATA Y, et al. Pembrolizumab treatment for progressive multifocal leukoencephalopathy [J]. NEJM, 2019, 380(17):1597-1605.

[5] DARBINYAN A, SIDDIQUI K M, SLONINA D, et al. Role of JC virus agnoprotein in DNA repair [J]. JVIROL, 2004, 78(16):8593-8600.

[6] DOMINGUEZ-MOZO M I, GARCIA-MONTOJO M, DE LAS HERAS V, et al. Anti-JCV antibodies detection and JCV DNA levels in PBMC, serum and urine in a cohort of Spanish multiple sclerosis patients treated with Natalizumab [J]. J NEUROIMMUNE PHARM, 2013, 8(5):1277-1286.

[7] DU PASQUIER R A, SCHMITZ J E, JEAN-JACQUES J, et al. Detection of JC virus-specific cytotoxic t lymphocytes in healthy individuals [J]. J VIROL, 2004, 78(18):10206-10210.

[8] GOFTON T E, Al-KHOTaANI A, O"FARRELL B, et al. Mefloquine in the treatment of progressive multifocal leukoencephalopathy [J]. JNNP, 2011, 82(4):452-455.

[9] HO P R, KOENDGEN H, CAMPBELL N, et al. Risk of natalizumab-associated progressive multifocal leukoencephalopathy in patients with multiple sclerosis: a retrospective analysis of data from four clinical studies [J]. Lancet Neurol, 2017, 16(11):925-933.

[10] LIMA M A, BERNAL-CANO F, CLIFFORD D B, et al. Clinical outcome of long-term survivors of progressive multifocal leukoencephalopathy [J]. JNNP, 2010, 81(11):1288-1291.

[11] RD W F, ISHAQ M, STONER G L, et al. JC virus DNA is present in many human brain samples from patients without progressive multifocal leukoencephalopathy [J]. J VIROL, 1992, 66(10):5726.

[12] ROUX D, BOULDOUYRE M A, MERCIER-D, et al. JC virus variant associated with cerebellar atrophy in a patient with AIDS [J]. J CLIN MICROBIOL, 2011, 49

(6):2196-2199.

[13] SUZUKI M, ZHENG H Y, TAKASAKA T, et al. Asian genotypes of JC virus in Japanese-Americans suggest familial rransmission [J]. J VIROL, 2002, 76 (19):10074.

[14] TORRES C. Evolution and molecular epidemiology of polyomaviruses [J]. INFECT GENET EVOL, 2020, 79:104150.

(整理:邵文君　霍雪静　修改:俞海　任彦　审核:陈向军)

病例十六

潜伏在鱼缸里的"杀手"——中枢神经系统真菌感染

关键词：脑脊液真菌培养，脑脊液二代测序，赛多孢菌

1. 病例介绍

患者，男性，55岁，因"反复发热伴头痛5个月，加重2个月"于2023年6月7日入院。患者2023年1月无明显诱因出现发热，多为低热，以下午及夜间为主，伴阵发性头痛，无畏寒、寒战，无咳嗽、咳痰，无恶心、呕吐，无意识障碍，无肢体活动障碍。到当地医院就诊，门诊给予头孢呋辛口服，症状仍反复发作，后自行口服中药治疗，发热较前好转。2个月前(2023年4月3日)患者再次出现发热，体温最高38℃，伴有头痛，偶有干咳，到当地医院就诊，完善血液检查未见异常，再次口服头孢呋辛1周，无缓解。遂至当地医院住院治疗，胸部CT提示左上肺炎症，行气管镜肺泡灌洗检查，肺泡灌洗液(bronchoalveolar lavage fluid, BALF)送宏基因组二代测序(mNGS)：肺炎链球菌(序列数7)，奴卡菌(序列数4)，副戈登分枝杆菌(序列数4)；BALF送结核分枝杆菌核酸定性：未检出。当地医院给予亚胺培南-西司他丁、复方磺胺甲噁唑片抗感染治疗，体温较前下降，但头痛加重，伴恶心、呕吐。4月25日行腰椎穿刺，脑脊液压力180 mmH$_2$O，葡萄糖1.27 mmol/L，氯化物112 mmol/L，ADA 2.4 IU/L，蛋白质1960 mg/L，脑脊液结核分枝杆菌核酸定性Ct值36.9(阳性，界值38)，脑脊液mNGS：阴性，考虑结核性脑膜炎，给予异烟肼、利福平、乙胺丁醇、吡嗪酰胺、莫西沙星、利奈唑胺抗结核治疗，症状无明显好转。

2023年5月10日转上海某医院住院治疗,查外周血结核伽玛干扰素释放试验阳性,隐球菌抗原试验、G试验、GM试验阴性;复查腰穿,脑脊液白细胞计数$760×10^6$/L,单核细胞26.8%,葡萄糖1.41 mmol/L,氯化物111.5 mmol/L,ADA 2.6 IU/L,蛋白质1411.7 mg/L;抗酸染色阴性;Xpert阴性;脑脊液mNGS:肺炎克雷伯菌。诊断:结核性脑膜炎可能;细菌性脑膜炎可能。住院期间肺CT提示两肺结核可能。给予异烟肼、利福平、乙胺丁醇、吡嗪酰胺、阿米卡星、康替唑胺联合抗结核治疗,并先后给予头孢哌酮舒巴坦、比阿培南、美罗培南抗细菌,甲泼尼龙40 mg qd抗炎,甘露醇125 mL q12h降颅压等治疗。住院期间患者曾出现一过性肢体无力,完善检查后考虑新发脑梗死,给予双抗、活血、降脂及对症治疗。

2023年6月2日患者出院后回当地医院继续治疗,仍有间断发热、头痛,曾出现神志淡漠,头颅MRI提示:右侧小脑-第四脑室及左侧顶后颅板下异常信号影,脑白质变性。头颅MRV未见异常。2023年6月5日行腰大池引流术,复查脑脊液白细胞计数$350×10^6$/L,淋巴细胞百分比85%,单核细胞百分比5%,葡萄糖1.02 mmol/L,氯化物108 mmol/L,ADA 1.2 IU/L,蛋白质1410 mg/L;脑脊液mNGS:阴性;结核分枝杆菌核酸:阴性。继续给予HREZ、莫西沙星、阿米卡星、康替唑胺、甲泼尼龙、美罗培南联合治疗,患者自觉症状无缓解。

既往史:30年前曾有结核病史,经正规抗结核治疗。手术史:2013年左下肢外伤曾行手术治疗。外伤史:2013年曾有左下肢外伤史。过敏史:否认药物过敏史。个人史:已婚,已育有一子。

2. 入院后辅助检查结果

血常规:白细胞计数$7.49×10^9$/L,中性粒细胞百分比83.2%,血红蛋白130 g/L,血小板计数$161×10^9$/L。

炎症指标:CRP<5 mg/L,PCT 0.06 ng/mL,铁蛋白875.6 g/L,nCD64指数0.11。

凝血功能:D-二聚体0.41 mg/L,INR 1.07。

肝、肾功能:ALT 70 U/L ↑,AST 20 U/L,白蛋白41.8 g/L,球蛋白19.4 g/L ↓,eGFR 112 mL/min。

IgG 10.60 g/L,IgA 1.03 g/L,IgM 0.95 g/L。

自身抗体、肿瘤标志物无异常。

病例十六
潜伏在鱼缸里的"杀手"——中枢神经系统真菌感染

TBNK：CD3⁺T 细胞 474 个/μL↓，CD4⁺T 细胞 273 个/μL↓。

细胞因子：IL-1β 32.49 pg/mL↑，IL-5 3.58 pg/mL↑，IL-6 7.68 pg/mL↑。

隐球菌抗原检测、G 试验阴性。

结核 T 细胞检测（酶联免疫法）：阳性（T-N 9.8）。

2023 年 6 月 8 日脑脊液常规：无色，微浑，潘氏试验（++），有核细胞计数 $260×10^6$/L，单核细胞百分比 2%，多核细胞百分比 98%，红细胞计数 $1×10^6$/L；总蛋白 2 930 mg/L，葡萄糖＜1.11 mmol/L，氯化物 107 mmol/L，乳酸 5.4 mmol/L，LDH 138 U/L。

脑脊液结核分枝杆菌 Xpert 阴性。

隐球菌墨汁染色阴性，涂片未见细菌，浓缩涂片未见抗酸杆菌。

脑脊液流式：未见明显异常造血淋巴细胞群。

脑脊液细胞学：（脑脊液）中性粒细胞明显增多，可见较多浆细胞及少量单核组织巨噬细胞。未见肿瘤细胞。

影像检查结果如图 16-1 所示。

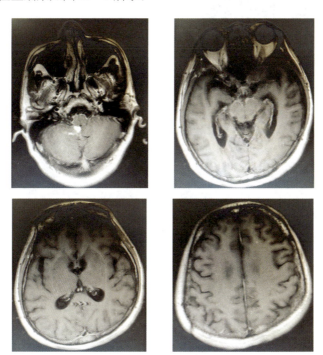

图 16-1 头颅 MR 增强

注：下丘、中脑、脑桥、延髓腹侧脑膜及小脑蚓部脑沟裂异常信号，可符合结核性脑膜炎表现；两侧额顶叶、侧脑室旁多发缺血灶；脑萎缩。

3. 入院后诊疗经过

患者入院当天 2023 年 6 月 7 日完善腰穿,脑脊液送 mNGS,结果提示波氏赛多孢菌(序列数 1)、细环病毒(序列数 62)、人类疱疹病毒 4 型(序列数 28)。考虑赛多孢菌是致病菌可能性大,追问患者病史,患者发病前无溺水史,但家中有在鱼缸中饲养鱼类。为进一步明确诊断,在调整治疗方案前,立即床旁使用真菌培养瓶接种脑脊液。随后停用美罗培南,给予伏立康唑 200 mg q12 h 静滴抗真菌治疗,抗结核治疗仅保留异烟肼预防性抗结核治疗,余抗结核药物停用,甲泼尼龙逐渐减量,为避免继发感染,拔除腰大池引流管。2023 年 6 月 21 日脑脊液培养结果回报赛多孢菌属(图 16-2)。至此患者诊断明确,为赛多孢属所致的真菌性脑膜炎。抗真菌治疗后患者症状缓解,复查腰穿脑脊液明显好转(表 16-1),出院回当地继续抗真菌治疗。

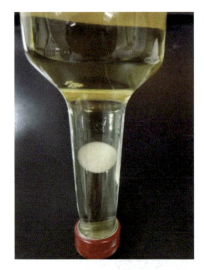

图 16-2 真菌培养瓶培养的赛多孢菌属菌落

表 16-1 患者脑脊液检查结果

日期	压力 (mmH₂O)	细胞数 (10^6/L)	单核/多核 (%)	蛋白质 (mg/L)	葡萄糖 (mmol/L)	氯化物 (mmol/L)	同步血糖 (mmol/L)
6 月 8 日	—	260	2/98	2 930	<1.11	107	5.6
6 月 19 日	200	120	75/35	1 330	2.42	118	6.4
6 月 26 日	220	100	85/15	1 200	2.59	121	7.83

4. 最终诊断

最终诊断为赛多孢菌脑膜炎。

5. 相关知识点学习

赛多孢菌属（*Scedosporium*）属于真菌界、子囊菌门、粪壳菌纲、小囊菌目、小囊菌科。目前至少包括 10 余种，临床可以导致人体感染的主要有桔黄赛多孢（*Scedosporium aurantiacum*）、尖端赛多孢（*Scedosporium apiospermum*）、波氏塞多孢（*Scedosporium boydii*）这三种。赛多孢菌是自然界普遍存在的真菌，通常可以从农村土壤、受污染的水和粪便中分离出来。主要发现于温带地区，全球最常见的是尖端赛多孢和波氏赛多孢。赛多孢菌为淹溺后侵袭性真菌感染最常见的真菌，淹溺后数天至数周发病。淹溺后缺氧状态或糖皮质激素治疗吸入性肺炎促进了病原菌的入侵和播散。免疫功能低下患者最常见的危险因素是实体器官移植（肾移植、肺移植）和恶性肿瘤（白血病、淋巴瘤）。免疫功能正常患者，手术或创伤是其危险因素（最常见的创伤是眼部撕裂伤和穿透伤）。

赛多孢菌感染的临床表现多种多样，可以累及全身各个部位及脏器。比如可引起真菌肿，可由尖端或波氏赛多孢引起，发病前通常有外伤史，如异物刺伤、擦伤、割伤。足和下肢是最常见的受累部位，偶有上肢和头面部受累。可形成窦道。可累及肺部感染，表现为发热、咳嗽、咳痰、胸痛、咯血、呼吸困难，尤其有慢性肺部疾病（如囊性纤维化、肺结核、支气管扩张等）的患者。累及皮肤和皮下感染可表现为瘀斑、坏死性斑丘疹、出血性大疱，也可能出现孤立性溃疡、浸润性红斑块和结节、化脓性结节和溃疡。累及眼部感染，角膜炎是最常见的类型，通常发生在角膜创伤后，临床表现为局部疼痛、畏光、视力下降、流泪、溃疡等。累及骨、肌肉、关节感染，如骨髓炎、化脓性关节炎等。中枢神经系统感染表现为脑脓肿、脑室炎、脑膜炎等。在免疫功能低下患者和免疫正常的宿主中会发生心内膜炎、致命性真菌性动脉瘤。其他脏器感染，如鼻窦炎、耳真菌病、眶尖综合征、肾脏感染、腹膜炎等。也可造成播散性感染，同时累及肺、中枢、皮肤、眼睛等组织。

赛多孢菌感染涉及部位多，临床诊断相对困难。其临床特征和组织病理学与曲霉病、镰刀菌病及其他相对常见的透明丝孢霉病非常相似。根据患者有无免疫缺陷病史或外伤、污水淹溺史、临床发病特点、感染部位、影像学检查、真菌培养及鉴定、病理检查等进行诊断。随着宏基因组学的发展，不同类型的标本也可以通过宏基因组二代测序的方法检测和诊断。

治疗首选伏立康唑。一线可选方案仍是以伏立康唑为基础的联合用药,包括两性霉素脂质体复合物、棘白菌素或特比萘芬等;二线治疗包括艾沙康唑、泊沙康唑及伊曲康唑;不推荐两性霉素 B 单用;挽救治疗包括伏立康唑、棘白菌素或泊沙康唑等,但仍需更多研究的验证。

6. 专家点评

本例患者是一例诊断困难的中枢神经系统感染患者,诊治经过较为波折,曾考虑结核性脑膜炎合并细菌性脑膜炎给予相应治疗,但效果欠佳,患者神志逐渐出现变化,外院曾请神经外科予腰大池引流。从感染科医生的角度,病原诊断最为重要,收入我科后再次送检脑脊液二代测序,找到新的病原学依据后,马上进行常规的病原学诊断方法进行验证,最终确定了患者的致病菌,经过针对性抗真菌治疗后,患者得到康复。因此多次、多种病原学检测方法的应用对病原学检查非常重要,可为后续调整抗感染治疗方法提供重要信息。

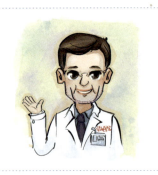

陈教授查房原则之十六

以治疗为导向的诊断原则

即给患者的治疗方案需要与相应的诊断对应,临床诊断是免疫性疾病,所用的治疗用糖皮质激素才是合理的。千万不能出现南辕北辙的情况。

参考文献

[1] 中华医学会神经病学分会感染性疾病与脑脊液细胞学学组. 中枢神经系统感染性疾病的脑脊液宏基因组学第二代测序应用专家共识[J]. 中华神经科杂志, 2021, 54(12): 1234-1240.

[2] 中华医学会细菌感染与耐药防治分会. 呼吸系统感染中宏基因组测序技术临床应用与结果解读专家共识[J]. 中华临床感染病杂志, 2022, 15(2): 90-102.

[3] DANILA S, ARNE M, MICHAELA L, et al. Prognostic factors in 264 adults with

invasive Scedosporium spp. and Lomentospora prolificans infection reported in the literature and FungiScope [J]. Crit Rev Microbiol, 2019, 45(1):1-21.

[4] MARTIN H, JON SG, THOMAS JW, et al. Global guideline for the diagnosis and management of rare mould infections: an initiative of the European Confederation of Medical Mycology in cooperation with the International Society for Human and Animal Mycology and the American Society for Microbiology [J]. Lancet Infect Dis, 2021, 21(8):246-257.

[5] STEMLER J, LACKNER M, CHEN SC, et al. EQUAL Score Scedosporiosis/Lomentosporiosis 2021: a European Confederation of Medical Mycology (ECMM) tool to quantify guideline adherence [J]. J Antimicrob Chemother, 2021, 77(1):253-258.

（整理：刘袁媛　审核：邵凌云）

病例十七

"一元论"还是"二元论"：一例肺部伴脑部病灶患者带来的思考

关键词：血管母细胞瘤，一元论，二（多）元论

1. 病例介绍

患者，男性，55岁，主因"发现肺结核伴颅内病变3年余"入院。

患者于3年前（2020年7月）体检胸部CT发现右上肺病变（图17-1），因为病灶性质不明，进一步行痰抗酸染色（＋），结核Xpert阳性，当地医院肺部病灶气管镜活检病理提示：（右上叶尖段支气管镜活检）肉芽肿性病变，伴大片坏死，2020年8月21日补充报告：抗酸染色查见阳性菌，结合免疫组化结果，考虑结核。免疫组化提示CD68(KP-1)(组织细胞＋)，CK(pan)(上皮＋)特殊染色：抗酸（＋），六胺银（－），PAS（－），网染（－）。同时于2020年8月完善全身FDG-PET提示：①右肺上叶占位FDG代谢增高，考虑恶性病变可能性大，左侧小脑半球低密度影FDG代谢稀疏，转移待排。②右肺门淋巴结FDG代谢稍增高，考虑炎性改变，双肺小结节，FDG代谢未见增高，建议密切随诊。③肝囊肿，脾脏囊性病变，回盲部旁炎性小淋巴结，建议随诊；前列腺钙化灶。④左侧髂骨良性骨病变，脊椎退行性改变（图17-2）。当地医院考虑肺结核伴脑内播散，予利福平、阿米卡星、莫西沙星抗结核治疗。抗结核治疗半年后（2021年3月），复查CT提示肺部病灶吸收中，伴钙化形成。2021年6月复查头颅MR提示小脑病灶未缩小（图17-3、17-4）。经当地多学科会诊，感染科予利福平、莫西沙星、利奈唑胺抗结核治疗，加用糖皮质激素（甲泼尼龙片每日6片）。2021

病例十七 "一元论"还是"二元论":一例肺部伴脑部病灶患者带来的思考

年7月因出现双下肢麻木症状停用利奈唑胺。2021年9月感染科会诊建议继续利福平抗结核治疗,改甲泼尼龙片每天3片,加用沙利度胺每晚2片口服。2022年6月复查头颅MR,小脑病灶无明显缩小(图17-5)。2022年8月停抗结核治疗,甲泼尼龙片逐步减量,直至停药。2023年复查胸部CT示肺部病灶吸收良好(图17-6)。2023年10月复查头颅MR示小脑病灶明显增大伴囊变,周围水肿明显(图17-7)。此时诊断产生了疑问,肺部与颅内病灶是否"一元论",在肺部病灶好转的情况下,颅内病灶在以"肉眼可见"的速度恶化,因为关系到下一步治疗计划等,经过中枢神经系统免疫与感染MDT再次会诊讨论,考虑颅内肿瘤性病变不除外,遂行小脑开颅病灶切除术,术后病理提示小脑血管母细胞瘤。

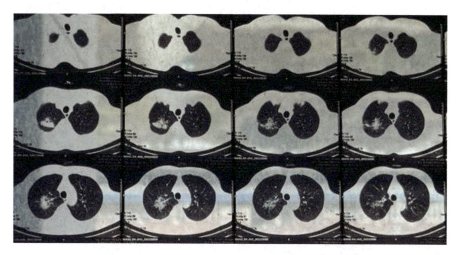

图17-1 2020年7月胸部CT
注:发现右上肺病灶。

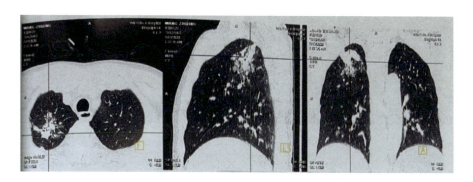

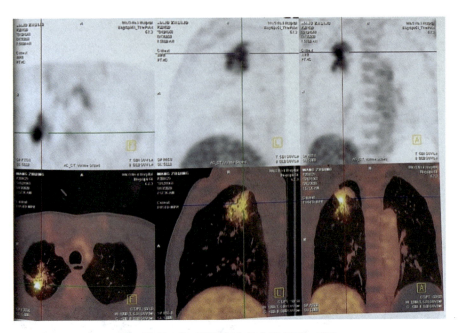

图 17-2 2020 年 8 月全身 FDG-PET
注:提示右上肺高代谢病变、左小脑半球低代谢病变。

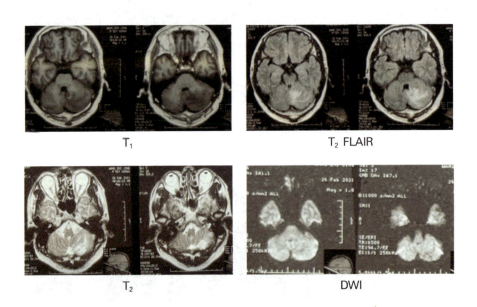

T₁

T₂ FLAIR

T₂

DWI

病例十七
"一元论"还是"二元论":一例肺部伴脑部病灶患者带来的思考

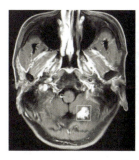
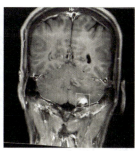
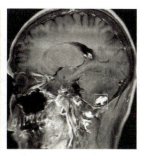

图 17-3　MR 增强提示小脑病灶

注:当地医院考虑肺结核伴脑内播散。

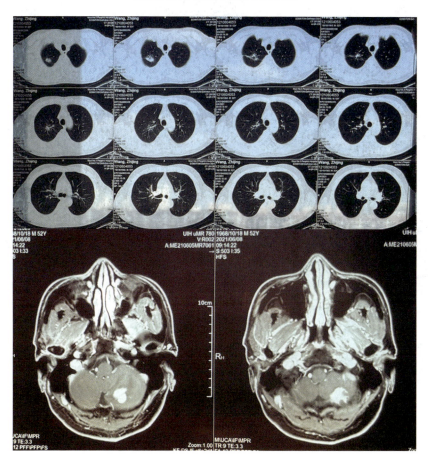

图 17-4　2021 年 6 月随访提示右上肺病灶进一步消退

注:小脑病灶未缩小。

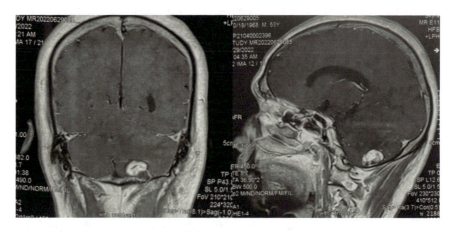

图 17-5　2022 年 6 月复查头颅 MR 增强
注:小脑病灶无明显缩小。

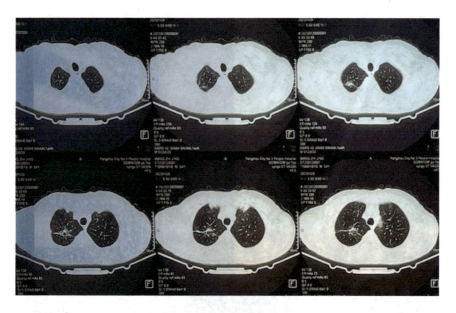

图 17-6　2023 年复查肺 CT
注:病灶吸收良好。

病例十七
"一元论"还是"二元论":一例肺部伴脑部病灶患者带来的思考

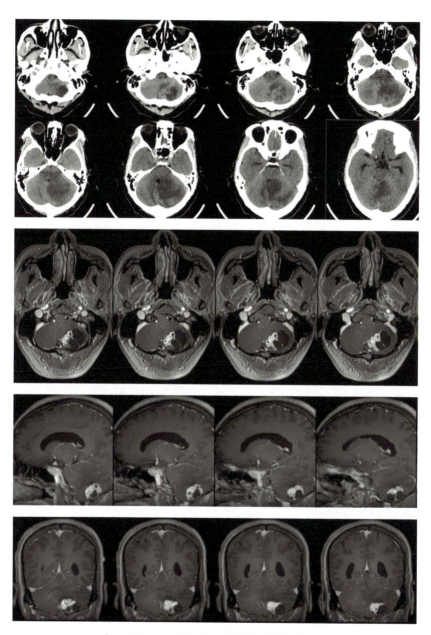

图 17-7 2023 年 10 月复查头颅 CT、MR
注:病灶明显增大、囊变,周围水肿明显。

2. 主要辅助检查

血常规、血糖、肝肾功能、电解质、心肌标志物正常范围；眼底镜检查未见明显异常；腹部B超提示肝胆胰脾肾未见明显异常；头颅增强MR提示左侧小脑半球囊性病灶T_1WI低信号、T_2WI及FLAIR高信号影，DWI弥散不受限，增强后见明显异常强化伴囊变。

3. 诊断要点及鉴别诊断

根据本病例中患者的症状、体征及影像学检查，定位诊断于小脑。定性诊断按照"维生素"(VITAMINS)原则，定性范围逐步缩小：感染性诊断首先考虑脑内结核，此外还需要考虑隐球菌等条件致病菌所致病灶；肿瘤性病变需鉴别血管母细胞瘤、髓母细胞瘤、胶质瘤等。根据患者病史，既往外院明确诊断肺结核，曾接受长期规范抗结核治疗，但小脑病灶无明显缩小，反而增大伴囊变，还是考虑肿瘤性病变可能性大。

4. 讨论目的

患者目前肺结核诊断明确，长程抗结核治疗后肺部病灶明显好转，但脑部病灶反而增大伴囊变，脑内结核诊断存疑。根据神经病学定性诊断原则应考虑其他诊断可能性，如神经系统来源肿瘤可能，讨论是否需进一步脑活检，以明确病变性质可能。

5. MDT讨论意见

（1）影像科：肺CT提示原右上肺病灶抗结核治疗后缩小，左侧小脑半球结节伴临近脑膜强化，结合病史考虑结核性肉芽肿可能性大，与老片相比局部病灶强化区及水肿范围增大，建议感染科或神经外科进一步治疗（药物、手术等）。

（2）感染科：患者目前肺结核诊断明确，抗结核治疗后病灶明显好转，建议继续抗结核治疗。但脑部病灶反而增大伴囊变，脑内结核诊断证据尚缺乏，存

病例十七
"一元论"还是"二元论":一例肺部伴脑部病灶患者带来的思考

在"二元论"可能。

(3) 神经外科:前小脑病灶考虑神经系统肿瘤可能性大,同时占位效应明显,建议行开颅病灶切除,以明确诊断。

(4) 神经内科:同意感染科及神经外科意见,该疾病对于诊断是否为"一元论"需要讨论,肺部情况在好转时,颅内在恶化,建议积极明确病理诊断。

6. 后续诊疗经过

经过 MDT 讨论,患者转至华山医院虹桥院区神经外科,准备行开颅小脑病灶切除术,进一步明确诊断。手术过程十分顺利,术中全切小脑病变组织,术后病理回报:(小脑)血管母细胞瘤,WHO 1 级。

7. 最终诊断

病理诊断:(小脑)血管母细胞瘤(hemangioblastoma,HB),WHO 1 级。

8. 相关知识点学习

(1) 血管母细胞瘤:又称血管网织细胞瘤或毛细血管性血管母细胞瘤,是中枢神经系统良性的血管性肿瘤,占所有脑肿瘤的 1.5%~2%,多来源于血管内皮细胞。2021 年版 WHO 中枢神经系统肿瘤分类中将其归类于间叶性、非脑膜上皮性肿瘤。一般发生年龄为 18~48 岁,男性多于女性,部分患者合并视网膜血管瘤及其他内脏器官的囊肿或肿瘤,称为 VHL(von Hippel-Lindau)综合征。

HB 肿瘤组织由不同阶段的毛细血管及毛细血管网之间的间质细胞两种成分构成。有研究发现,血管网之间的间质细胞可能是肿瘤唯一的实质,而血管网可能是由间质细胞分泌的血管内皮生长因子诱导产生的,分为囊结节型(典型)、囊实性型、实性型和纯囊性型(罕见)。

HB 好发于小脑,大的囊性肿瘤往往伴有明显的占位效应或进行性加重的神经系统症状和体征,严重者导致脑脊液循环障碍,随后出现脑积水和颅内高压的表现。

影像学通常在 MR 增强上显示强化结节,这些结节通常与囊性结构相关。

实性成分通常位于小脑半球的外周。由于供血及引流血管的扩张,结节内可见流空现象。血管造影对于识别小病灶非常有用,能够显示出一个可能类似于动静脉畸形的密集血管团块。

治疗方法主要是手术和放疗,化疗效果微乎其微。手术切除是最有效的治疗手段。

(2)血管母细胞瘤(后颅窝占位)的护理建议:后颅窝肿瘤的患者可因肿瘤的占位效应出现多种神经功能障碍,如平衡功能障碍、吞咽功能障碍等,入院时需注意评估患者有无眩晕、走路步态不稳的情况,防止发生跌倒;同时筛查患者吞咽功能,饮水有无呛咳,及时进行饮食调整干预,避免发生误吸。手术后患者将经历出血期、水肿期,护理过程中需注意以下要点。

1)体位:无特殊禁忌抬高头部30°左右,有助于头部静脉回流,减少充血性脑水肿,降低颅内压。需搬动或翻身时动作轻柔,后颅肿瘤患者翻身时双手托住颈部或遵医嘱佩戴颈托,保持水平位,避免颈部屈曲或扭转。

2)小脑位置毗邻脑干,术后出血或水肿可造成脑干受压,可突发呼吸心跳骤停。因此,术后需在严密监护下,定时进行格拉斯哥昏迷量表(Glasgow Coma Scale,GCS)评分和瞳孔观察,持续监测患者生命体征,特别关注呼吸和血压的变化,出现呼吸抑制(<8次/分)或血压突然飙升,警惕患者出现脑疝前兆,必须通知医生积极处理。若患者突发呼吸骤停,立即开放气道,床旁简易呼吸器辅助呼吸,通知医生即刻行气管插管和机械通气,积极降颅压和维持心率血压稳定,根据患者情况积极准备再次手术。

3)后颅窝颅神经分布丰富,手术过程中存在暂时性或永久性损伤颅神经的风险,术后需做好颅神经功能检查和评估以避免进一步伤害。如咳嗽反射减弱、吞咽功能障碍者,可在进食时发生严重误吸。因此,后颅窝手术后首次进食前应常规进行吞咽功能筛查。

9. 转归

患者出院后定期随访,目前复查头颅MR未见复发,后续我们也将进行长期随访关注。

10. 专家点评

对同时发生的多系统病灶，在临床思路上一般首先做"一元论"考虑。无论是先天性遗传性病变、感染性病变、肿瘤性病变等，各病灶之间的同源性、关联性往往被更多地考虑。但在临床实践中，最终二元或多元的诊断也并不罕见。这就要求MDT团队在初次诊断并给出治疗方案后，对治疗效果要做持续随访。一旦发现有与初始诊断相悖的诊疗结果，需及时召集MDT的再次会诊、讨论，以便对无效的治疗方案做出及时调整。此外，对此类疑难病灶的诊断出现困难，治疗遇到瓶颈时，外科也应及时、果断介入，在安全的前提下精准地获取组织，明确病理诊断，为后续治疗确定方向。此外，本例患者后颅窝占位，临床要注意脑疝风险评估，并在日常护理中提高警惕。

陈教授查房原则之十七

一元论和多元论原则

临床工作纷繁复杂，对于病因的推导，我们需要了解周围神经病等外周神经肌肉损害的疾病可以用多元论解释，即原因可以多样化；但中枢疾病一般只用一元论解释，所以在寻找病因方面要比外周损害更加仔细和全面。

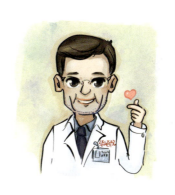

参考文献

[1] 周良辅.现代神经外科学(第三版)[M].上海:复旦大学出版社,2021.

[2] BASAR I. Surgical management of sporadic hemangioblastomas located in the posterior fossa of brain [J]. Arch Ital Biol. 2021, 30, 159(2):51 – 63.

[3] BINDERUP M L M. Von Hippel-Lindau disease: updated guideline for diagnosis and surveillance [J]. Eur J Med Genet, 2022, 65(8):104538.

[4] DAHAL H. Magnetic Resonance Imaging Findings in Central Nervous System

Tuberculosis: A Pictorial Review [J]. 2024,18,10(8):e29779.
[5] DENTITA RYAN.神经外科护理手册[M].徐燕.上海:上海科学技术出版社,2022.
[6] GUPTA M. CNS Tuberculosis[M]. Treasure Island (FL): StatPearls Publishing, 2024.
[7] KOESBANDONO. Intracranial Tuberculomas: Review of MRI Findings and Clinical Features [J]. Clin Radiol, 2024,79(5):354-362.
[8] QU L. Cerebral hemangioblastoma without von Hippel-Lindau syndrome: a report of 6 cases [J]. Int J Surg Pathol, 2021,29(2):129-134.
[9] WHITMAN A. Hemangioblastoma and mosaic von Hippel Lindau disease: rare presentation and review of the literature [J]. Childs Nerv Syst, 2023,39(5):1361-1363.

(整理:蔡圣咏　徐燕　点评:俞海　王玉　审核:庄冬晓)

病例十八

年轻的她为何面部和肢体发麻

关键词：颅内多发病灶，强化，复发缓解，疾病修饰治疗

1. 病例介绍

患者，女性，19岁，因"左侧面部麻木1.5年，双下肢麻木乏力15天"入院。患者2022年4月无明显诱因出现左侧面部、舌部麻木不适，持续存在，1个月后出现右手乏力感，写字时间长时右手乏力感明显，但不影响写字样式，后自行缓解。6月高考后就诊于当地医院，完善腰椎穿刺，脑脊液压力：45 mmH$_2$O，外送寡克隆带阴性，IgG指数0.59，脱髓鞘抗体阴性，血管炎抗体谱阴性（包括cANCA, pANCA, 抗PR3抗体IgG, 抗GBM抗体IgG），头颅核磁（MR）：颅内多发异常信号。SWI示双侧额叶深部病灶区中央静脉征。予对症治疗（具体不详），患者自觉舌面部麻木持续存在，右手乏力好转予出院，此后无明确新发进展。

第二年11月初患者感冒1个月后出现双下肢麻木，从脚底逐渐向上蔓延，不到1周发展为全身麻木感。随即出现双下肢乏力，左侧为著，行走有拖拽感，爬楼困难，双手有麻痛感，上述症状持续存在。来华山医院门诊就诊，查头颅MR增强（2023年11月7日）：双侧大脑半球、脑干多发异常信号，部分呈活动性。为求进一步诊治，收入我院神经内科病房。入院查体示：双侧小拇指肌力Ⅳ级，双侧足趾Ⅳ级，余肢体肌力Ⅴ级，四肢触觉减退，左侧面部、颈部、肢体重于右侧，双下肢音叉震动及位置觉减退，左侧重于右侧，左侧巴宾斯基征阳性。如图18-1所示。

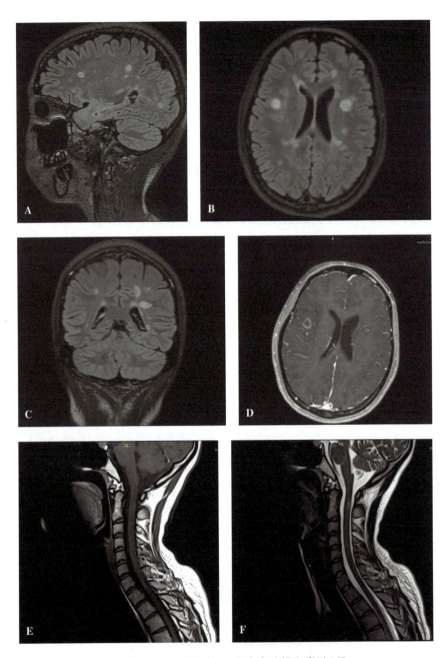

图 18-1 2023 年 11 月患者头颅和脊髓 MR

注：(A)患者矢状位 3D FLAIR；(B)患者水平位 3D FLAIR；(C)患者冠状位 3D FLAIR；(D)患者水平位头颅 MR 增强；(E)患者脊髓 MR 平扫；(F)患者脊髓 MR 增强。

2. 主要辅助检查结果

血常规,血糖、糖化、肝肾功能、心肌标志物,电解质正常范围。血尿轻链、免疫固定电泳、ASO、RF、心磷脂抗体、ANCA 阴性。自身免疫性脑炎,脱髓鞘抗体阴性。肝炎、RPR、结核 T-SPOT 阴性。ANA 阳性,滴度 1∶100。

TB 细胞亚群分析(2023 年 11 月 16 日)$CD4^+/CD8^+$:1.24↓,NK 细胞 13.75%,$CD3^+CD4^-CD8^+$ 33.00%↑,$CD3^+CD4^+CD8^-$ 40.80%,总 T 细胞 77.10%↑,记忆型 B 细胞 3.80%,处女型 B 细胞 3.91%↓,总 B 细胞 7.71%,调节性 T 细胞 11.36%,调节性 B 细胞 1.63%↓,浆母细胞 1.09%。

脑脊液压力 98 mmH_2O,白细胞计数 $1×10^6$/L,蛋白质 615 mg/L↑,葡萄糖 3.28 mmol/L,氯化物 120 mmol/L,乳酸 1.17 mmol/L。

脑脊液免疫指数和寡克隆分析,ALB 脑脊液 35.60 mg/dL,ALB 血清 4 390 mg/dL,IgG 脑脊液 4.13 mg/dL,IgG 血清 897 mg/dL,Q_{ALB} 8.11,Q_{IgG} 4.60,IgG-index 0.57,24 小时鞘内合成率 6.26,OCB 分型:Ⅱ型。

头颅 MR 增强:双侧大脑半球,脑干多发异常信号,部分呈活动性;颈椎 MR 增强:颈髓,上端胸髓及脑干多发异常信号;胸椎 MR 检查无异常。

眼科会诊:视力正常,无视野缺损,右眼上方视神经纤维层(RNFL)变薄,左眼未见异常,右眼眼压偏高。

肌电图 BAEP、VEP 均正常。

3. 诊断要点及鉴别诊断

根据本病例中患者的症状、体征,定位诊断于双侧后索[及小脑、脑干(行走不稳)脊髓(震动觉和肌力下降偏一侧)]。定性:按照"维生素"(VITAMINS)原则定性范围逐步缩小:优先考虑 A(自身免疫性)和 N(肿瘤性)。炎症性疾病鉴别诊断考虑视神经脊髓炎谱系疾病、MOGAD、自免脑、急性播散性脑脊髓炎(ADEM);肿瘤性病因需鉴别胶质瘤病、转移瘤、淋巴瘤等。患者有复发缓解病史,且入我院后复查脑脊液常规、生化未见明显异常,复查中枢神经系统脱髓鞘抗体阴性、自免脑抗体阴性、脑脊液寡克隆带Ⅱ型,提示免疫球蛋白鞘合成,更倾向于自身免疫性疾病。结合患者年龄性别,病灶以白质损害为主,多发,起病较快,伴有典型 MR 征象,考虑多发性硬化,复发缓解型。

4. 讨论目的

该患者目前考虑多发性硬化可能性大,需明确诊断,患者头颅增强 MR 和主诉提示患者处于急性发作期,需尽快制订急性发作期和缓解期治疗方案。

5. MDT 讨论意见

(1) 影像科:患者头颅 MR 平扫加增强及脊髓 MR 示脑白质多发异常信号,部分紧贴脑室,脊髓有短节段病灶,颅内病灶有钆增强,结合临床表现,诊断符合多发性硬化,提示部分病灶处于急性发作期。

(2) 神经内科:根据患者临床表现,影像学检查和脑脊液化验指标,目前诊断考虑多发性硬化,复发缓解型。应尽快行大剂量激素冲击或血浆置换治疗,待患者病情稳定后,考虑后续疾病修饰治疗(disease-modifying therapy/treatment, DMT),患者年轻病灶负荷量较大,建议早期高效治疗方案,如奥法妥木单抗。

(3) 感染科:患者冲击激素之前需要评估肺部 CT 等警惕潜伏感染,患者长期使用的 DMT 需要警惕机会感染的防治,此外 CD20 单抗需要评估乙型肝炎的情况。

(4) 神经外科:目前病灶无肿瘤性疾病证据,激素治疗后可考虑复查,若明确诊断困难,可以安排活检明确诊断。

6. 后续诊疗经过

予大剂量激素冲击(甲泼尼龙 500 mg×5 d,240 mg×3 d,120 mg×3 d),辅以补钙、护胃、补钾治疗,患者下肢麻木较前明显好转,面部麻木缓解不明显,查体:双侧小拇指肌力Ⅳ级,双侧足趾Ⅳ级,余肢体肌力 5 级,四肢触觉减退,左侧重于右侧,双下肢远端音叉震动及位置觉减退,左侧重于右侧。治疗后复查头颅 MR 增强示:双侧大脑半球,脑干多发异常信号,对比前片病灶范围大致相仿,大部分强化病灶已消失或减轻(图 18-2)。考虑患者 2 年内多次发作,自 2023 年 12 月开始奥法妥木单抗皮下注射。

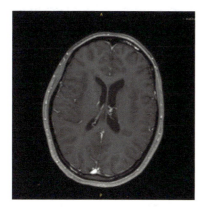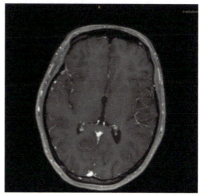

图 18-2 2023 年 12 月 1 日患者头颅 MR 增强（水平位）

注：较 2023 年 11 月 7 日头颅 MR 增强，强化灶基本消除。

7. 最终诊断

多发性硬化（复发缓解型）。

8. 相关知识点学习

（1）什么是多发性硬化：MS 是一种免疫介导的中枢神经系统炎性脱髓鞘疾病，病变具有时间多发（dissemination in time，DIT）与空间多发（dissemination in space，DIS）的特征。MS 好发于 29～39 岁，女性更为多见，男女患病比例为 1∶1.5～1∶2。MS 有明显的地理分布及人种差异，高纬度高海拔地区更易发生 MS，亚洲、非洲、拉丁美洲人群患病率明显低于欧美高加索人种。相关临床数据显示，中国整体人群 MS 发病率为 0.235/10 万，成年男女患者比例为 1∶2.02。根据临床表现、残疾进展及 MRI 影像特征将 MS 临床表型分为临床孤立综合征（clinically isolated syndrome，CIS）、复发缓解型 MS（relapsing remitting multiple sclerosis，RRMS）。MS 的诊断目前参照 2017 版 McDonald 诊断标准如表 18-1 所示。

表 18-1　2017 版 MS McDonlad 诊断标准

临床表现	诊断 MS 所需的辅助指标
≥2 次发作；有≥2 个以上客观临床证据的病变	无
≥2 次发作；1 个（并且有明确的历史证据证明以往的发作涉及特定解剖部位的一个病灶）	无
≥2 次发作；具有 1 个病变的客观临床证据	通过不同中枢神经系统（CNS）部位的临床发作或 MRI 检查证明空间多发
1 次发作；具有≥2 个病变的客观临床证据	通过额外的临床发作或 MRI 检查证明了时间多发，或具有 OCB 的证据
有 1 次发作；存在 1 个病变的客观临床证据	通过不同 CNS 部位的临床发作或 MRI 检查证明了空间多发，并且通过额外的临床发作，或 MRI 检查证明了时间多发或具有 OCB 的证据
提示 MS 的隐匿的神经功能障碍进展（原发进展型 MS）	疾病进展 1 年（回顾性或前瞻性确定）同时具有下列 3 项标准的 2 项：①脑病变的空间多发证据；MS 特征性的病变区域（脑室周围、皮质/近皮质或幕下）内≥1 个 T_2 像上病变；②脊髓病变的空间多发证据：脊髓>2 个 T_2 像上病变；③脑脊液阳性（等电聚焦电泳显示 OCB 阳性）

如果患者满足 2017 版 McDonald 标准，并且临床表现没有更符合其他疾病诊断的解释，则诊断为 MS；如有因孤立综合征（CIS）怀疑为 MS，但并不完全满足 2017 版 McDonald 标准，则诊断为可能的 MS；如果评估中出现了另一个可以更好解释临床表现的诊断，则排除 MS 诊断。"基于客观的 2 次发作的临床发现作出诊断是最保险的。在没有记录在案的客观神经系统发现的情况下，既往 1 次发作的合理历史证据可以包括具有症状的历史事件，以及先前炎性脱髓鞘发作的演变特征；但至少有 1 次发作必须得到客观结果的支持。如没有神经系统残余客观证据，诊断需要谨慎。"不需要额外的检测来证明空间多发和时间多发。除非 MRI 不能完成，否则所有考虑诊断为 MS 的患者均应该接受脑部 MRI 检查。此外，临床证据不足而 MRI 提示 MS，具有典型 CIS 以外的表现或具有非典型特征的患者，应考虑脊髓 MRI 或脑脊液检查，如果完成影像学或其他检查（如脑脊液）且结果为阴性，则需要谨慎作出 MS 诊断，并且应该考虑其他可替代的诊断。"尽管脑脊液特异性寡克隆区带（OCB）阳性

本身并未体现出时间多发,但可以作为这项表现的替代指标。"

MS 的诊断具有挑战性,目前尚无特异性的诊断标志物,需要结合临床及各种辅助检查的支持。MRI 是目前 MS 最可靠的辅助诊断工具,经典区域的病变特征及空间多发和时间多发证据成为 MS 诊断与鉴别诊断过程中的重要依据。空间多发是指累及不同部位的临床或影像证据,空间多发的 MRI 证据为:脑室周围,皮质/近皮质,幕下和脊髓 4 个区域中至少有 2 个区域存在 $\geqslant 1$ 个具有 MS 特征的 T_2WI 高信号病变。时间多发是指发作间隔 1 个月以上的 2 次临床发作或者影像证据,时间多发的 MRI 证据为:对比基线 MRI,在随访 MRI 上扫描出现新的 T_2 和(或)钆增强病变,或者在任何时间点同时出现钆增强和非增强病变。

脑脊液检查。①常规及生化:MS 腰椎穿刺压力多为正常,脑脊液外观呈无色透明,单核细胞数可有轻中度升高,白细胞计数一般不超过 $50 \times 10^6/L$。脑脊液生化葡萄糖及氯化物正常,脑脊液蛋白质轻中度升高,多在 1 g/L 以下,其中以免疫球蛋白升高为主。②细胞学:急性期常以小淋巴细胞为主,伴有活化型淋巴细胞和浆细胞,偶见多核细胞,是疾病活动的标志;缓解期多为单核细胞和巨噬细胞,发作间期细胞学可完全正常。③IgG 鞘内合成:MS 患者脑脊液中免疫球蛋白增加,主要是 IgG 升高。鞘内 IgG 合成的检测是临床诊断 MS 的一项重要辅助指标。④IgG 指数:IgG 指数是反映 IgG 鞘内合成的定量检测指标,70%~75%的 MS 患者该指数增高。⑤OCB:是 IgG 鞘内合成的重要定性指标,2017 版 McDonald 诊断标准提高了脑脊液 OCB 在 MS 诊断中的地位,推荐脑脊液 OCB 可作为 DIT 的替代指标。

其他辅助检查:①视觉诱发电位(visual evoked potential,VEP):P100 潜伏期延长提示可能脱髓鞘,波幅降低提示可能轴索损伤,VEP 可帮助发现临床及亚临床病变。②光学相干断层扫描(optic coherence tomography,OCT):OCT 可定量检测视网膜各层如视网膜神经纤维层(retinal nerve fiber layer, RNFL),黄斑区节细胞层(ganglion cell layer,GCL)厚度,支持急性视神经炎的诊断和鉴别诊断,并从视网膜萎缩角度监测 MS 疾病进展,来反映神经轴索损伤程度。

(2) 多发性硬化的鉴别诊断:MS 需与其他 CNS 炎性脱髓鞘病(如 NMOSD、MOGAD)、系统性自身免疫性疾病、感染性疾病、遗传代谢性疾病、肿瘤性疾病、血管性疾病及功能性疾病等相鉴别。尤其是具有非典型临床或

MRI 表现红旗征(red flag sign)(表 18-2)的患者。

表 18-2 多发性硬化红旗征

项目	描 述
病史	系统性疾病(风湿免疫病、血液病);感染:结核分枝杆菌、人类免疫缺陷病毒、梅毒螺旋体;肿瘤;化学治疗或放射治疗史;家族史:遗传代谢性疾病
临床表现	缺乏空间多发、时间多发;首次发病年龄≤10 岁或>55 岁;显著的发热、头痛,意识障碍;听力突然丧失;非盲点视野缺损;脑病症状、皮质症状(癫痫、失语、皮质盲);锥体外系反应;中枢神经系统以外受累症候
视神经	双侧受累;剧烈的眼痛;1 个月内未恢复的严重的视功能障碍;葡萄膜炎;视网膜渗出或出血,严重视盘水肿和玻璃体反应;脊髓完全横贯性损害;进行性脊髓炎;痛触觉与本体觉分离;根痛、痛性痉挛;马尾综合征;同时存在下运动神经元损伤体征
脑干/小脑	急性起病,符合血管分布区;眼征具有波动性;完全的眼外肌麻痹
磁共振成像	头部:正常;缺乏多发性硬化特征区域经典病变,病灶直径<3 mm 或>3 cm,明显的灰质受累,脑积水,无胼胝体或脑室周围病变,典型第三脑室周围器官受累,对称的融合白质病变,脑膜强化,所有病变同时强化,病变持续强化超过 3 个月,微出血等 脊髓:病变长度>3 个椎体或以上的广泛病变,肿胀,横贯性损害,软脊膜强化,T_1WI 低信号;病变符合脊髓前动脉分布区;病变持续肿胀超过 3 个月
脑脊液	正常;寡克隆区带缺失(采用等电聚焦技术),颅压增高,白细胞>50 g/dL,蛋白质>100 mg/dL,葡萄糖及氯化物降低

注:1 g/dL=10 g/L,1 mg/dL=0.01 g/L。

临床上多发性硬化常与脑小血管病(cerebral small vessel disease,CSVD)混淆,两者均有 FLAIR 相上白质高信号,但 CVSD 常出现于中老年患者,有血管病危险因素,脑脊液寡克隆带阴性,病灶多位于皮质下,SWI 上可见微出血灶,中央静脉征出现比例较低,可与 MS 鉴别。

(3) MS 治疗包括急性发作期和缓解期药物治疗:MS 的急性期治疗以减轻恶化期症状、缩短病程、改善残疾程度和防治并发症为主要目标。并非所有复发均需处理。有客观神经缺损证据且提示恶化,如视力下降、运动障碍和脊髓、小脑/脑干症状等方需治疗。轻微感觉症状或无症状影像活跃可无需治疗，一般休息或对症处理后即可缓解。主要药物及用法如下。

1) 糖皮质激素（以下简称"激素"）：激素治疗能促进急性发病的 MS 患者神经功能恢复；延长激素用药对神经功能恢复无长期获益。推荐大剂量、短疗程的激素冲击治疗。成人可从从 1 g/d 开始，静脉滴注 3～4 h，共 3～5 d，如临床神经功能缺损明显恢复可直接停用。如临床神经功能缺损恢复不明显，可改为口服醋酸泼尼松或泼尼松龙 60～80 mg/d，每 2 日减 5～10 mg，直至减停，原则上总疗程不超过 3～4 周。若在减量过程中病情明确再次加重或出现新的体征和（或）出现新的 MRI 病变，可再次给予 IVMP 或改用二线治疗。常见不良反应包括电解质紊乱，血糖、血压、血脂异常，上消化道出血、骨质疏松、股骨头坏死等。

2) 血浆置换：为二线治疗。急性重症或对激素治疗无效者可于起病 2～3 周内应用 5～6 d 的血浆置换。血浆置换需有创静脉置管，应避免导管相关感染，在置换过程中注意心脏负荷相关低血压及过敏、电解质紊乱等。

3) 静脉注射免疫球蛋白：缺乏有效证据，仅作为一种备选治疗手段，用于妊娠或哺乳期妇女或不能应用激素治疗的患者。

缓解期治疗：MS 一经明确诊断，应尽早开始 DMT 并长期维持治疗，DMT 药物治疗目标为：全面控制疾病炎症活动、延缓残疾进展、改善临床症状，促进神经修复，提高生活质量。至今国内已经有多个获得适应证上市的 DMT 药物（表 18 - 3）。

表 18 - 3　我国现有 MS 治疗 DMT 药物种类（截至 2024 年 5 月）

药物名称	适用的 MS 群体	治疗前实验室和辅助检查	治疗中实验室和辅助检查监测
富马酸二甲酯	用于成人复发型 MS（包括 CIS，RRMS 和有疾病活动的 SPMS）	全血细胞计数，肝功能，结核筛查，妊娠筛查	全血细胞计数，肝功能，怀疑 PML 行脑脊液 JCV - DNA 检查
特立氟胺	推荐用于尚未表现出明确不良预后危险因素的新发患者，或表现为一般疾病活动度患者的起始基础治疗	全血细胞计数，肝功能，结核筛查，妊娠筛查，血压	全血细胞计数，肝功能，血压

续 表

药物名称	适用的 MS 群体	治疗前实验室和辅助检查	治疗中实验室和辅助检查监测
芬戈莫德	用于成人患者和≥10岁患儿且体重超过40 kg的复发型MS（包括CIS、RRMS和有疾病活动的SPMS）；可作为起始治疗，在具有明确不良预后危险因素的新发患者，或表现为高活动度的严重病程患者中具有优势	VZV抗体，有糖尿病或葡萄膜炎的患者接受眼科检查（眼底、黄斑），全血细胞计数，肝功能，首次给药6 h监测（血压、心率和给药前及给药后6 h的心电图），HPV筛查包括PAP试验，结核筛查，妊娠筛查，皮肤科检查	全血细胞计数，肝功能，血压，治疗后3～4个月及有视力变化时眼科检查（眼底、黄斑），每年皮肤科检查，COPD患者1个月后监测用力呼气量，怀疑PML行脑脊液JCV-DNA检查
西尼莫德	用于成人复发型MS患者（包括CIS、RRMS和有疾病活动的SPMS）；可作为起始治疗，在表现出疾病进展特征的患者中具有优势	VZV抗体，眼科检查（眼底、黄斑），全血细胞计数，肝功能，心电图（已存在心脏疾病的患者，建议进行首次给药6 h监测），CYP2C9基因，结核筛查，妊娠筛查	全血细胞计数，肝功能，治疗期间如出现视力变化行眼科检查（眼底、黄斑），每年皮肤检查，COPD患者1个月后监测用力呼气量
奥扎莫德	用于成人复发型MS患者（包括CIS、RRMS和有疾病活动的SPMS）；可作为起始治疗，在具有明确不良预后危险因素的新发患者，或表现为高活动度的严重病程患者中具有优势	VZV抗体，有糖尿病、葡萄膜炎或视网膜病史的患者行眼科检查（眼底、黄斑），全血细胞计数，肝功能，结核筛查，妊娠筛查，心电图（已有心脏疾病患者中，建议行首剂6 h监测），呼吸系统评估（重度呼吸疾病、肺纤维化和COPD者慎用）	全血细胞计数，肝功能，有眼底疾病史者定期眼科检查（眼底、黄斑），每年皮肤检查，测量血压
奥法妥木单抗	用于成人复发型MS患者（包括CIS、RRMS和有疾病活动的SPMS）；可作为起始治疗，在具有明确不良预后危险因素的新发患者，或表现为高活动度的严重病程患者中具有优势	乙肝病毒和丙肝病毒筛查，结核筛查，血清免疫球蛋白，妊娠筛查	乙肝病毒监测（根据当地肝病专家建议），血清免疫球蛋白检测

续 表

药物名称	适用的 MS 群体	治疗前实验室和辅助检查	治疗中实验室和辅助检查监测
醋酸格拉替雷	用于成人复发型 MS 患者(包括 CIS、RRMS 和有疾病活动的 SPMS);可作为起始治疗,在具有明确不良预后危险因素的新发患者,或表现为高活动度的严重病程患者中具有优势	淋巴细胞计数,氨基转移酶	淋巴细胞计数,氨基转移酶

注:具体监测频率参见药物说明书。DMT=疾病修正治疗;MS=多发性硬化;CIS=临床孤立综合征;RRMS=复发缓解型多发性硬化;SPMS=继发进展型多发性硬化;VZV=水痘-带状疱疹病毒;HPV=人乳头状瘤病毒;COPD=慢性阻塞性肺病;EDSS=扩展的残疾状态量表;PML=进行性多灶性白质脑病;JCV=JC 病毒。

本案例中患者 2 年内多次发作,考虑奥法妥木单抗在降低年复发率(ARR)、抑制 MRI 病灶活动方面具有优势,且给药方便,综合考虑给予奥法妥木单抗治疗。

9. 转归

该患者目前无不适主诉,病情平稳,奥法妥木单抗每月 1 次皮下注射,门诊定期随访磁共振及外周血 TB 淋巴细胞亚群和免疫球蛋白。

10. 专家点评

MS 是一种被国家列入罕见病目录的神经系统脱髓鞘疾病,该病因为罕见,所以其鉴别诊断很多,本例患者经过 MDT 讨论,对其诊断及下一步治疗提出了合理的意见,减少了患者在各个科室之间奔波,为患者获得及时治疗创造了条件。本例患者发作频繁,对于这种情况的治疗理念是"早期高效",目前我国上市的高效治疗药物的代表是奥法妥木单抗。本例患者治疗效果目前比较理想,需要进一步随访评估长期效果。

> **陈教授查房原则之十八**
>
> **"马不是斑马"原则**
>
> 即被马踢中的话(感觉不是什么好事),大概率事件是被普通的马踢中,而被斑马踢中则是小概率事件。临床诊断也是如此,常见病常考虑,罕见病少考虑。

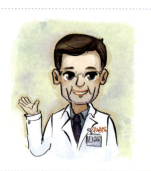

参考文献

[1] 中华医学会神经病学分会神经免疫学组,施福东,黄德晖,徐雁.多发性硬化诊断与治疗中国指南(2023版)[J].中华神经科杂志,2024,57(1):10-23.

[2] DEISENHAMMER F, ZETTERBERG H, FITZNER B, et al. The cerebrospinal fluid in multiple sclerosis [J]. Front Immunol, 2019, 10:726.

[3] HAUSER SL, BAR-OR A, COHEN JA, et al. Ofatumumab versus Teriflunomide in multiple sclerosis [J]. N Engl J Med, 2020, 383:546.

[4] THOMPSON AJ, BANWELL BL, BARKHOF F, et al. Diagnosis of multiple sclerosis: 2017 revisions of the McDonald criteria [J]. Lancet Neurol, 2018, 17:162.

[5] WATTJES MP, CICCARELLI O, REICH DS, et al. 2021 MAGNIMS-CMSC-NAIMS consensus recommendations on the use of MRI in patients with multiple sclerosis [J]. Lancet Neurol, 2021, 20:653.

[6] YAMOUT B, SAHRAIAN M, BOHLEGA S, et al. Consensus recommendations for the diagnosis and treatment of multiple sclerosis: 2019 revisions to the MENACTRIMS guidelines [J]. Mult Scler Relat Disord, 2020, 37:101459.

(整理:盛天扬 点评:俞海 任彦 审核:陈向军)

图书在版编目(CIP)数据

中枢神经系统免疫和感染性疾病多学科诊疗病例精粹 / 陈向军, 俞海主编. -- 上海：复旦大学出版社, 2025.5. -- ISBN 978-7-309-17969-9

Ⅰ. R741

中国国家版本馆 CIP 数据核字第 2025GU0112 号

中枢神经系统免疫和感染性疾病多学科诊疗病例精粹
陈向军　俞　海　主编
责任编辑/江黎涵

复旦大学出版社有限公司出版发行
上海市国权路 579 号　邮编：200433
网址：fupnet@fudanpress.com　　http://www.fudanpress.com
门市零售：86-21-65102580　　团体订购：86-21-65104505
出版部电话：86-21-65642845
上海丽佳制版印刷有限公司

开本 787 毫米×1092 毫米　1/16　印张 12.75　字数 209 千字
2025 年 5 月第 1 版
2025 年 5 月第 1 版第 1 次印刷

ISBN 978-7-309-17969-9/R・2166
定价：108.00 元

如有印装质量问题，请向复旦大学出版社有限公司出版部调换。
版权所有　　侵权必究